U0212900

一切为了学生的健康成长

中小学学生
营养餐课堂

主编　刘兴凯

副主编　鞠培德

中国商业出版社

图书在版编目（CIP）数据

中小学学生营养餐课堂／刘兴凯主编．—北京：

中国商业出版社，2018.6

ISBN 978-7-5208-0453-0

Ⅰ.①中… Ⅱ.①刘… Ⅲ.①中小学生-膳食营养

Ⅳ.①R153.2

中国版本图书馆 CIP 数据核字（2018）第 131137 号

责任编辑：唐伟荣

中国商业出版社出版发行

（100053 北京广安门内报国寺 1 号）

新 华 书 店 经 销

北京明月印务有限责任公司印刷

*

710×1000 毫米 16 开 10.75 印张 170 千字

2018 年 6 月第 1 版 2018 年 6 月第 1 次印刷

定价：29.00 元

* * * *

（如有印装质量问题可更换）

序 一

■ 王汝镇

有幸结识刘兴凯先生（被尊称为"刘老"），也曾和刘老进行多次深入沟通与交流。除了对刘老在中小学生营养餐方面的多年研究并取得丰硕成果表示敬意之外，作为中小学生营养餐的践行者，我们越来越深刻地认识到从事这份事业的无尚荣光和责任重大！

《中小学生营养餐课堂》一书中针对中小学生必需的营养物质，生长发育与饮食营养特点，根据如何吃好、如何预防、如何评价等内容作出了详细的阐述。为广大家长提供宝贵的指导意见，也为学生营养餐从业者全面提高素质奠定了理论基础，并指明了努力方向。

山东凯奇餐饮有限公司自 1999 年成立以来，在学生营养餐方面，一直严格执行国家的相关标准，自行制定学生营养餐计划，并为就餐者提供科学、可靠的评价依据，让高质量的学生餐有章可循。经过多年的努力，我们已经得到了业界和社会的广泛认可。

此书的出版，给家长、从业单位、专业研究者带来了一份新的惊喜！凯奇肩上承载着沉甸甸的责任，我们将以此为契机，与刘老共同探讨更广泛、深入地传播营养健康知识，为孩子保驾护航，给家长、学校、社会一

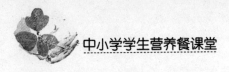
份满意的答卷。

"少年强，则国强"。凯奇要做中国学生营养餐的倡导者及践行者。让我们共同关注孩子的健康成长！

（王汝镇，山东凯奇餐饮有限公司董事长）
2018 年 2 月 8 日

序 二

■ 王 琳

营养从字面意义上讲，"营"是"谋求"，"养"是"养生"，"营养"就是"谋求养生"。"养生"又是中国传统医学中使用的术语，即指保养、调养、颐养生命。而中华人民共和国卫生行业标准（WS/T476—2015）中对"营养"的描述是：人体从外界环境摄取食物，经过消化、吸收和代谢，利用其有益物质，供给能量，构成和更新身体组织，以及调节生理功能的全过程。

中小学生正处在生长的关键时期，无论是身体还是智力的发育都十分重要，除了正常从食物中汲取的蛋白质、脂肪、糖类等物质外，对其他微量元素的需求也是不可缺少的。《中小学学生营养餐课堂》一书是刘兴凯先生在多年调查、研究的基础上，结合大量的相关科研结果和数据，针对中小学生发育特点、季节变化以及人在特殊阶段的不同营养需求，提出了科学合理的营养搭配方案。同时，他在书中还对营养缺乏、过剩，预防食物中毒等问题作出了详尽说明和解答。

世纪道和餐饮管理有限公司自 2002 年成立以来，一直立足于校园餐饮

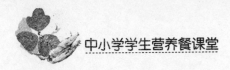

行业之中，始终秉承着"让家长和社会放心，让学生满意"的原则。响应国家营养餐计划，高标准、高要求地开展学生营养餐工作，科学、合理地制订食谱，健康、营养地进行每餐搭配。

身强体健是每个家长对于孩子成长最大的心愿。他们是祖国的未来和希望，世纪道和有责任和义务去关心、呵护下一代，愿意在学生健康成长的道路上全力以赴、竭尽所能。不仅使孩子们获得健康，还要让他们懂得如何健康，如何传播健康知识，树立人人健康的理念。

未来的道路上，让我们一起为学生饮食健康保驾护航！

（王琳，世纪道和餐饮管理（大连）有限公司总经理）

2018 年 4 月 28 日

前 言

■ 刘兴凯

有人说，现在孩子的嘴巴越来越刁了，吃饭越来越任性、越来越挑拣了。确实有这种情况。我们是按照孩子的嘴巴命令做饭，还是按照安全、美味、营养来做饭，这是一个问题。我认为只有后者才能真正让孩子吃得高兴，吃到真正的营养食物，吃出健康的体魄！孩子健康也才会带给家庭幸福和欢乐！

生命首先在于营养，学生的生长发育更需要营养。"2030 健康中国"的发布明确了健康中国建设目标，也为做好学生营养餐进一步指明了方向。在我国已进入全面建设小康社会的关键时期，以人的健康为中心，提高全民营养，增进人民身体健康，是国民整体素质的迫切需要。"民以食为天，食以健为先"。营养是健康的基础，膳食是营养的保障，清楚地说明了营养与健康的关系。

据我国有关部门调查，城市儿童和青少年肥胖、体重超标率均高达 25%左右。由于营养过剩引发的慢性生活方式病，发病率呈快速增长趋势，有的地区呈"井喷"态势。据权威部门分析，发展中国家因营养问题造成的劳动力损失为其国内生产总值的 3%~5%。据此计算，我国 2015 年至少损失 20301 亿元。以山东省威海市为例，2015 年至少损失 90 亿元。目前困扰着孩子的健康问题主要是由于营养不均衡的"三高三低"膳食结构导致的，也就是说由高能量、高蛋白、高脂肪、低矿物质、低维生素、低膳食纤维的不良膳食结构造成的。而造成这种状况的症状又与"营养盲"有直接关系。

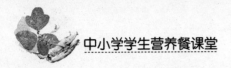

处于中小学时期是人生最关键的生长发育阶段。在这个阶段，青少年有着不同的生长规律、不同的营养需求和不同的饮食特点，其营养供给问题特别值得关注。营养是生命之本、健康之基、力量之源、智慧之泉。营养的核心是均衡孩子食物营养的生理需要之供需平衡。

基于上述原因，我主编了这本《中小学学生营养餐课堂》。

本书既介绍了中小学生必需的营养物质，中小学生生长发育和饮食营养特点，中小学生营养与生长发育评价方法，按身体发育需要吃好一日三餐，中小学生四季营养食谱，中高考期间学生的营养膳食，中小学生的合理营养平衡膳食，中小学生营养"咨询站"，也介绍了中小学生常见营养缺乏与营养过剩导致的病症，预防食物中毒等方方面面的知识，是一本科学实用、通俗易懂，适合中小学教师和家长阅读的参考书。

老一辈营养专家于若木说得好："为了孩子的健康，不能等待'明天'""学生营养功在当代，惠及子孙。"让我们在新时代党中央的号召下，在有关部门与各方面的领导、关照和支持下，用爱心点燃营养与健康的明灯，以照亮每一个家庭，用营养膳食的知识化作健康的甘露滋润每一棵禾苗。

我有幸接触并亲自参与了学生营养餐的工作，亲身感受到"做好学生营养餐，托起明天的太阳""学生营养餐，家长的定心丸"的真实含意和分量，亲身验证了为学生提供营养餐的团餐企业的光荣和责任的重大！本书就是我发自内心对学生营养餐的回报吧。该书力求做到能对未成年人的营养与健康有所提升，对学生营养餐工程推波助澜，促进全民营养科学知识水平再上新台阶。让一顿饭和一节课互为前提和基础的人才战略，真正促进孩子的全面发展。

（2018 年元月 18 日）

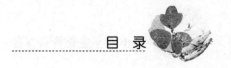

目　录

第一课　中小学生必需的营养物质 ……………………………… 1

一、能量——生命的能源 ……………………………………… 1

二、蛋白质——生命的载体 …………………………………… 2

三、脂肪——能量含量最高的营养素 ………………………… 3

四、碳水化合物——人类最主要的能量来源 ………………… 4

五、维生素——维护健康的"多面手" ……………………… 5

六、矿物质——机体内的"建筑钢材" ……………………… 7

七、水——生命的摇篮 ……………………………………… 10

八、膳食纤维——肠道内的"清洁工" ……………………… 12

第二课　中小学生生长发育和饮食营养特点 ………………… 14

一、中小学生的生长发育特点 ……………………………… 14

二、中小学生的营养需求特点 ……………………………… 17

三、中小学生的合理营养与膳食 …………………………… 19

第三课　中小学生营养与生长发育评价方法 ………………… 23

一、现时营养状况评价——体质指数法（BMI）…………… 23

二、身高发育评价——等级评价法 ………………………… 24

三、营养评价的身高标准体重计算法 ……………………… 26

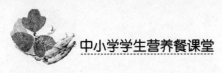
四、营养评价的身高标准体重查表法 …………………… 26

第四课　按身体发育需要吃好一日三餐 …………… 28

一、吃好一日三餐 ……………………………………… 28

二、不容忽视的早餐营养 ……………………………… 29

三、至关重要的午餐营养 ……………………………… 30

四、必须重视的晚餐营养 ……………………………… 33

第五课　中小学生四季营养食谱 ………………… 35

一、6~9 岁小学生四季营养食谱 ……………………… 36

二、10~12 岁小学生四季营养食谱 …………………… 40

三、13~15 岁初中生四季营养食谱 …………………… 44

四、16~18 岁高中生四季营养食谱 …………………… 48

第六课　中高考期间学生的营养膳食 …………… 52

一、中高考期间学生膳食总的要求 …………………… 52

二、中高考期间学生膳食九大饮食特点 ……………… 53

三、中高考期间学生膳食三段食谱举例 ……………… 55

第七课　中小学生的合理营养平衡膳食 ………… 56

一、中国居民膳食指南 ………………………………… 56

二、中国儿童和青少年膳食指南 ……………………… 61

三、《学生营养餐指南》主要内容 …………………… 66

第八课　中小学生营养"咨询站" ⋯⋯⋯⋯⋯⋯ 73

　　一、谁是我国学生营养午餐的奠基人 ⋯⋯⋯⋯⋯ 73

　　二、孩子营养需求量为何与成人一样多 ⋯⋯⋯⋯ 74

　　三、每例营养食谱调味品使用基本原则与要求 ⋯⋯ 76

　　四、各种营养素之间有无促进保护作用 ⋯⋯⋯⋯ 77

　　五、各种营养素之间有无抑制、制约作用 ⋯⋯⋯⋯ 78

　　六、各种营养素之间有无相互转换作用 ⋯⋯⋯⋯ 79

　　七、影响人体营养吸收的因素有哪些 ⋯⋯⋯⋯⋯ 80

　　八、学生厌食的常见原因有哪些 ⋯⋯⋯⋯⋯⋯⋯ 81

　　九、有的学生为什么吃得多却不长肉 ⋯⋯⋯⋯⋯ 82

　　十、哪些营养素能健脑 ⋯⋯⋯⋯⋯⋯⋯⋯⋯⋯ 83

　　十一、怎样提高食物的消化吸收率 ⋯⋯⋯⋯⋯⋯ 85

　　十二、大蒜为何被称为"保健卫士" ⋯⋯⋯⋯⋯⋯ 87

　　十三、为什么说少盐少糖有益健康 ⋯⋯⋯⋯⋯⋯ 88

　　十四、为什么说吃这些食物会变"笨" ⋯⋯⋯⋯⋯ 89

第九课　中小学生常见营养缺乏与营养过剩导致的病症 ⋯⋯ 91

　　一、常见营养缺乏对学生健康的影响 ⋯⋯⋯⋯⋯ 91

　　二、常见营养过剩对学生健康的危害 ⋯⋯⋯⋯⋯ 96

第十课　预防食物中毒 ⋯⋯⋯⋯⋯⋯⋯⋯⋯⋯⋯ 101

　　一、食物中毒的概念 ⋯⋯⋯⋯⋯⋯⋯⋯⋯⋯⋯ 101

　　二、食物中毒的特点 ⋯⋯⋯⋯⋯⋯⋯⋯⋯⋯⋯ 102

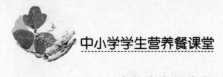
　　三、食物中毒的分类 ……………………………… 102

　　四、细菌性食物中毒及其预防 …………………… 103

　　五、有毒动植物中毒及其预防 …………………… 105

　　六、亚硝酸盐食物中毒及其预防 ………………… 109

第十一课　普及中小学生营养知识，托起明天的太阳………… 110

　　一、中小学生要养成良好的饮食习惯 …………… 110

　　二、趣味选择题 …………………………………… 111

　　三、少吃垃圾食品，远离多种疾病 ……………… 117

　　四、学生营养膳食行为核心提示 ………………… 118

附录 ……………………………………………………… 122

　　附录一　中国 7~18 岁学生身高标准体重值 ……………… 122

　　附录二　身高标准体重法营养评价参考标准 …………… 127

　　附录三　中国居民平衡膳食宝塔 ………………… 137

　　附录四　常见富含脂肪酸、胆固醇和益智类食物排序 … 137

　　附录五　各种营养素含量前十位的食物 ………… 139

　　附录六　常见同类食物的互换 …………………… 150

后　记 …………………………………………………… 152

参考文献 ………………………………………………… 153

第一课　中小学生必需的
营养物质

　　不同年龄、不同人群、不同劳动强度的人对各种营养素的需要量是不一样的。儿童和青少年正处在生长发育时期，他们对能量的需要量比成人相对要多。如若从儿童和青少年时期就开始注意营养，那么就可以预防高血压、冠心病、高脂血症、糖尿病、肠癌、乳房癌等中老年疾病的发生。

　　生命首先在于营养。如果说人体是由各种营养素"营造"的，那么营养就是生长发育的"建筑材料"。

一、能量——生命的能源

　　能量单位通常以千卡（kcal）表示，近年来，国际上则用焦耳为能量单位，1000焦耳称为千焦耳（kJ）。两种单位的换算关系如下：1kcal = 4.18kJ。

　　能量来源于食物中的糖类、脂肪和蛋白质。每类食物实际供给能量

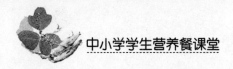
为：1克糖类提供能量4千卡，1克脂肪提供能量9千卡，1克蛋白质提供能量4千卡。

中小学生的身体发育是处在人生最活跃的时期，此期间对总能量的需要，不同年龄有不同的需求量（见表1、表2）。长期提供能量过高或过低都会引起不同的生理功能紊乱，影响人体健康。三大供能营养素分配比例为：糖类占总能量的60%~70%，脂肪占总能量的20%~25%，蛋白质占总能量的10%~15%。

表1   儿童每日膳食的能量供给量

儿童（不分性别）	千卡
5岁以上	1600
7岁以上	2000
10岁以上	2200

表2   青少年每日膳食的能量供给量

	男（千卡）	女（千卡）
13岁	2400	2300
16岁	2800	2400

二、蛋白质——生命的载体

蛋白质是人体最重要的物质基础，没有蛋白质就没有生命。人体各种器官、组织皆由细胞构成，而蛋白质是一切细胞的主要成分。儿童需要靠它形成肌肉、血液、骨骼、神经、毛发等。所以说蛋白质是人类生命得以延续的主要物质基础，因而被称为是生命的载体与源泉。

蛋白质是由 20 余种氨基酸按不同数量和顺序千变万化组合而成的，因此人体中的蛋白质可达到 10 万种以上。小的蛋白质分子由上百个氨基酸组成，大的则由几万个氨基酸组成。

蛋白质具有以下 7 种营养功能：

1. 构成和修补人体组织。

2. 酶和激素的主要材料。人体各种化学反应，几乎全是由上千种酶来催化的。在人体内起调节作用的是各种激素。

3. 构成抗体。人体受到外界病毒和病菌"入侵"时，体内产生的与之相对应的抗体，蛋白质是维持正常免疫功能所必需的营养素。

4. 调节体液平衡。如果膳食中经常缺少蛋白质就会形成水肿。

5. 人体各类物质通过血液循环系统四通八达，其载体也是蛋白质，所以蛋白质又被称为人体内的运输"大队长"。

6. 维持神经系统正常功能。大脑干重的近一半是蛋白质。

7. 提供能量。1 克蛋白质在人体内被氧化后，可以产生 4 千卡的能量。

三、脂肪——能量含量最高的营养素

脂肪按其结构可分为甘油三脂和类酯两大类。甘油三脂又称中性脂肪，由一分子甘油和三分子脂肪酸构成。脂肪酸又分为饱和脂肪酸与不饱和脂肪酸。饱和脂肪酸主要存在于动物性脂肪中，如猪油、牛油、鸡油等呈固体状；不饱和脂肪酸主要存在于植物性油脂中，如菜籽油、豆油、麻油等，呈液体状。类酯的种类较多，主要有磷脂（如卵磷脂、脑磷脂）、鞘磷脂（含磷酸、胆碱等）、糖脂（脑苷脂类）、类固醇（胆固醇）等。

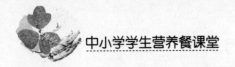

脂肪具有以下 6 种营养功能：

1. 供给和贮存热能。每克脂肪在体内氧化可放出 9 千卡的热能，并且脂肪不溶于水，贮存占有空间较小。

2. 保护身体组织。脂肪是器官、关节和神经组织的隔离层，并可作为填充实衬垫，对重要器官起着保护和固定作用。

3. 构成组织细胞成分。类脂中的磷脂、胆固醇与蛋白质结合成脂蛋白，构成了细胞的各种膜，也是构成脑组织和神经组织的主要成分。

4. 促进脂溶性维生素的吸收。如维生素 A、D、E、K 均能溶于组织而不溶于水，故必须用脂肪来促进它们的吸收。

5. 维持体温。脂肪是热的不良导体，不易散热，对保持正常体温有重要作用。

6. 供给必需脂肪酸。

四、碳水化合物——人类最主要的能量来源

碳水化合物又称糖类，它是由碳、氢、氧三种元素组成的。其中氢和氧的比例为 2：1，与水相同，故称为碳水化合物。碳水化合物分为单糖、双糖和多糖三类。单糖易溶于水，可以不经过消化，直接被人体吸收利用，如葡萄糖、果糖、半乳糖；双糖由两个单糖组成，须分解成单糖才能吸收利用，如蔗糖（白糖，红糖）、麦芽糖、乳糖；多糖则是由两个以上的单糖组成，无甜味，不溶于水，但经消化酶的作用，可分解为单糖而被人体吸收利用，如淀粉类食物。由于糖类是人们每日膳食中能量的主要来源，约占 60%~70%，所以我们说它是人类最主要的能量来源。

碳水化合物具有以下 5 种营养功能：

1. 氧化供给能量。碳水化合物是人体最主要的能量来源，每克碳水化合物在人体内氧化可产生 4 千卡能量，氧化的最终产物为二氧化碳和水。

2. 构成组织细胞的成分。如组成脱氧核糖核酸，组成神经组织和细胞膜、构成软骨、骨骼等结缔组织的基质成分。

3. 保护肝脏。增强肝细胞的再生，促进肝脏的代谢和解毒功能。

4. 帮助脂肪代谢。

5. 保护蛋白质和促进蛋白质的生成。

五、维生素——维护健康的"多面手"

维生素是维持人体正常功能，促进生长发育和调节生理功能的一类低分子有机化合物。维生素在体内不能合成或合成量不足，人体主要靠食物供给维生素。维生素可分为脂溶性和水溶性维生素两大类。

脂溶性维生素主要有维生素 A、维生素 D、维生素 E、维生素 K。这些维生素不溶于水而溶于脂肪及脂溶剂中，在食物中与脂类共同存在。水溶性维生素为 B 族维生素及维生素 C。B 族维生素有维生素 B_1、维生素 B_2、维生素 PP、维生素 B_6、泛酸（又名维生素 B_3）、生物素（又名维生素 H）、叶酸（又名维生素 M）、维生素 B_{12}。

维生素具有以下四种营养功能：

1. 作为辅酶与蛋白质构成许多酶类。

2. 维护机体组织的正常结构与功能。

3. 参与体内重要生物化学反应，促进生化反应正常进行。

4. 有的维生素，如维生素 D 还可以发挥类似激素的作用，调节体内营养吸收等功能。

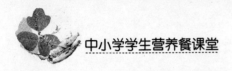

（一）脂溶性维生素

维生素 A，又名视黄醇，只存在于动物性食品中。植物中的 β-胡萝卜素被人体吸收后，可在体内转变为有生理活性的维生素 A。维生素 A 具有维持正常生长、生殖及抗感染功能，维持正常视力，防治夜盲症。维生素 A 的最好来源是各种动物的肝脏、鱼子、全奶、奶油、禽蛋等。β-胡萝卜素来源于有色蔬菜，如菠菜、苜蓿、豌豆苗、红薯、胡萝卜、辣椒、苋菜等，以及杏和柿子等水果。学生每人每日维生素 A 的供给量为：12 岁以下 300~750 微克，13 岁以上为 800 微克。

维生素 D，又称为抗佝偻病维生素。维生素 D_3 主要是皮肤中的 7-脱氧胆固醇经紫外线照射后转变生成的。维生素 D_3 能促进钙和磷的吸收，使钙和磷最终形成骨骼的基本成分，调节钙和磷的正常代谢所需，促进牙齿和骨骼的正常生长。通过食物获得维生素 D_3 和通过日光照射在体内合成维生素 D_3 都是非常重要的途径。我国儿童和少年的供给量为 10 微克/日，16 岁以上为 5 微克/日。

维生素 E，有抗氧化作用，与生长、发育有密切关系。维生素 E 存在于植物性食品中，如麦胚油、棉籽油、玉米油、花生油、芝麻油等，坚果类如核桃、葵花籽、南瓜子等含量也很丰富；存在于动物性食物中，如肉类、奶油、蛋类和鱼肝油，其中以蛋黄和贝类含量较高。维生素 E 的供给量为：11~12 岁为 8 毫克/日，12 岁以上为 10 毫克/日。

（二）水溶性维生素

维生素 B_1，又叫硫胺素。主要生理功能是构成托羧酶的辅酶，为身体充分利用糖类所必需。维生素 B_1 可防止神经炎和脚气病，还能增进食欲，促进生长。全麦、糙米、新鲜蔬菜、豆类，以及猪和牛的肉、肝、肾等都含维

生素 B_1。谷类在除去麦麸皮与糠的过程中，维生素 B_1 损失很多。长期食用精米白面、烹调方法不当，特别是有的人煮稀饭为了黏稠和松软而加入少量的碱，都会破坏维生素 B_1。又如做饭时去米汤，还有偏食等，都可使维生素 B_1 摄取不足。中小学生的维生素 B_1 供给量为 1.0~1.8 毫克/日。

维生素 B_2，又叫核黄素。维生素 B_2 是维持身体正常生长所必需的元素。核黄素缺乏时可出现多种临床症状，主要有口角溃烂、糜烂唇炎、舌炎、阴囊炎、脂溢性皮炎、角膜炎等。牛奶、鸡蛋、动物的肝和其他内脏中维生素 B_2 含量比较丰富，绿色蔬菜中也有，但植物性食品中的维生素 B_2 含量不高。中小学生的维生素 B_2 供给量为 1.0~1.8 毫克/日。

维生素 PP，通常称为烟酸。维生素 PP 缺乏可引起癞皮病，其典型症状是皮炎、腹泻及抑郁等。富含维生素 PP 的食物有动物的肝、肾以及牛肉、羊肉、鱼肉、花生、黄豆、麦麸、米糠、面粉、小米等。中小学生的维生素 PP 供给量为 18 毫克/日。

维生素 C，又叫抗坏血酸，有氧化还原作用，能消除自由基。缺乏维生素 C 会导致坏血病，出现牙龈肿胀、流血、牙齿松动，骨骼脆弱、坏死，毛细血管性增强导致皮下出血等症状。维生素 C 易溶于水，不溶于脂肪，酸性环境中稳定，对热、碱、氧均不稳定。蔬菜烹调时可损失 30%~50% 的维生素 C。维生素 C 主要来源于新鲜蔬菜和水果，特别是番茄、辣椒、苦瓜、橘子、鲜枣、猕猴桃、刺梨等。中小学生的维生素 C 供给量为 45~60 毫克/日。

六、矿物质——机体内的"建筑钢材"

人体内含有的 60 多种元素中，对维持机体正常生理功能所必需的元素即必需元素，共有 20 多种。体内含量较多的有碳、氢、氧和氮 4 种元素。

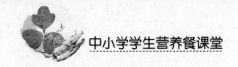

它们主要合成蛋白质、脂肪和碳水化合物。其他的元素统称为矿物质，或称为无机盐（灰分）。

人体内含量大于体重0.01%的矿物质称为常量元素，主要有钙、磷、钾、钠、硫、氯、镁等7种，占体重的4%~5%。低于人体体重的0.01%的其他矿物质称为微量元素，有铁、碘、锌、硒、铜、铬、钼、氟、钴、锰等14种。

矿物质具有以下5种营养功能：

1. 保持酸碱平衡。人们把含有氯、硫、磷等非金属元素较多的食物称为酸性食物；把含有较多钙、钠、钾、镁等金属元素的食物称为碱性食物。由酸性、碱性无机离子的适当配合，加上重碳酸盐和蛋白质的缓冲作用，便维持着机体的酸碱平衡。

2. 生化反应的催化剂。人体生化反应的催化剂是酶，而矿物质有时作为酶的一部分发挥作用。

3. 重要化合物的成分。人体中的许多重要化合物如激素、酶、甲状腺素等，均离不开矿物质元素。

4. 维持人体内的水平衡。人体内的水平衡主要依靠电解质的浓度来维持，而电解质来自矿物质元素钠盐，以正负离子的形式存在。

5. 矿物元素还在传导神经脉冲，调节肌肉收缩，促进机体组织生长等方面起着重要作用。

下面介绍几种具体的矿物质：

1. 常量元素（宏量元素）钙和磷

（1）钙

钙是人体的生命之源，是人体含量最丰富的无机元素。人体中的钙

99%集中在骨骼和牙齿内，其余分布在血液和软组织细胞中。钙是构成骨骼和牙齿的主要成分，起支持和保护作用。缺钙时，会出现骨骼、牙齿发育不正常，骨质软化病，容易流血以及出现肌肉痉挛（抽筋）等症状。

中小学生每日膳食中钙的供给量为：800～1200毫克。

含钙丰富的食品有奶及奶制品，如牛奶、羊奶、马奶及其奶粉、乳酪、酸奶等。乳类含钙丰富，吸收率高。水产品中小虾米、虾皮含钙最多，其次是海带、鲫鱼等。干果、豆和豆制品及绿叶蔬菜中含钙也不少。而谷类、畜禽肉类含钙较低。

（2）磷

磷是构成骨骼、牙齿的重要成分，对人体生命活动有十分重要的作用。中小学生每日磷的摄入量为：700～1000毫克。

2. 微量元素铁、锌、碘

（1）铁

铁为生命必需的微量营养元素。铁主要是具有造血功能，参与血蛋白、细胞元素及各种酶的合成，是构成血红蛋白、肌红蛋白、细胞色素和酶系统的主要成分，参与体内氧的运送和组织呼吸过程，促进生长。缺铁时，主要表现为血红蛋白减少导致的贫血和容易疲劳。

铁主要的来源是动物性食品，如动物的肝脏、血，猪瘦肉、牛羊肉，以及黄豆、绿叶蔬菜等。

每日膳食中铁的供给量：10岁以下儿童为10毫克；10～13岁儿童为12毫克；14～18岁少年男性为15毫克，少年女性为18毫克；18岁以上男性为18毫克，女性为20毫克。

（2）锌

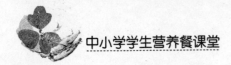

锌是机体中 200 多种酶的组成部分之一，这些酶在组织呼吸及蛋白质、脂肪、糖类和核酸等的代谢中有重要作用。锌对于正在生长发育旺盛期的中小学生是十分重要的。儿童期如缺锌，可使生长发育受阻。锌能促进食欲，因唾液淀粉酶含锌，缺锌可使味觉迟钝，食欲减退。锌还参与维生素 A 还原酶和视黄醇结合蛋白（是血液中维生素的运转蛋白）的合成。缺锌时皮肤粗糙、干燥、上皮角化。

锌普遍存在于各种食物中，动物性食物含锌丰富且吸收率高，如鲜牡蛎、鲱鱼、牛肉、鲜虾、肝、瘦肉、蛋等。中小学生每人每天锌供给量：10 岁以下为 10 毫克，11 岁以上为 15 毫克。

（3）碘

碘在人体内主要参加甲状腺素的生成，碘是组成甲状腺素的重要成分。甲状腺素能调节人体能量代谢，促进蛋白质合成，调节蛋白质、脂肪、糖类的合成和分解，调节组织中的水盐代谢，促进维生素的吸收和利用，促进人体生长发育。中小学生缺碘可引起甲状腺肿大，这种病具有明显的地区性特点。

海盐和海产品含碘丰富，是碘的良好来源。其他食品的含碘量则取决于土壤和水中的碘含量。水和食物中含无机盐，可在肠道内迅速吸收。对地方性甲状腺肿的预防，最简便有效的方法是在流行地区食用碘化盐。小学生每人每日碘供给量为 120 微克，中学生每人每日碘供给量为 150 微克。

七、水——生命的摇篮

地球上自从有了水以后，才逐渐有了生命。一切生物无论动物、植物，还是微生物等离开水就无法生存。水在人体内的血浆中占 90%、肌肉中占72%。即使是在硬骨中也含有25%的水，牙齿中的水也达到10%。

人体对水的需求量，可按每千克体重来计算，一般婴儿每日每千克体重需水量为110毫升。10岁儿童每日需水量约为1000毫升。人靠吃饭、喝水、吃水果和蔬菜，不断地从外界获得水。通常人每天从喝水和饮料中可获得1.0~1.5升水，吃主食和蔬菜即可获得。有些人认为口渴了才需要喝水，这是不正确的。其实当人们感到口渴时，人体已经缺水了。有人常在饭后喝很多的水或汤，这对健康有害无益。有些青少年朋友非常喜欢喝饮料，甚至用喝饮料代替喝水，殊不知这种行为对人体健康无益。因为常以喝饮料代替喝水，很容易影响食欲，直接影响身体的健康发育。营养专家指出，学生饮品的首选是凉的白开水。

水具有以下7种营养功能：

1. 参与体内一切物质的新陈代谢。人体的每个细胞都含有水。

2. 在体内有润滑作用，如眼液可防止眼球干燥。

3. 运输体内物质。水是血液的主要成分之一，血液之所以能循环，主要靠水的载体作用和流动作用。

4. 有非凡的溶解能力。体内的无机盐和各种有机化合物，各种酶和激素都需要水来溶解。

5. 调节体温。人体物质代谢时产生的能量较多，水能吸收多余的能量，使人的体温不发生明显的波动。人体出汗可带走大量的热，从而使人的体温维持正常状态。

6. 参与食物的消化。这是水的最大功能。食物的消化是靠消化器官的消化液来完成的，而各种消化液如唾液、胃液、胆汁、胰液、肠液中的绝大部分是水分。

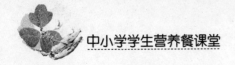
7. 提供做功的能力。如果人体水分减少4%~5%，做功的能力就会下降20%~30%。

八、膳食纤维——肠道内的"清洁工"

膳食纤维，又称纤维素、食物纤维等。原归类于碳水化合物，属于不能被人体消化吸收的多糖类物质。以前人们认为粗杂粮和蔬菜等食物中的纤维素不具有营养意义，唯一的作用似乎仅是通便而已。而现代研究表明，膳食纤维对人体健康有着相当重要的作用，已经把它从碳水化合物中划出，被称为"第七营养素"。

膳食纤维具有以下8种营养功能：

1. 通过延长口腔咀嚼食物的时间，增强了牙齿的咀嚼功能。从而促进牙齿发育健全，减缓成人牙齿功能退化。

2. 增加口腔咀嚼食物的时间。从而促进肠道消化酶分泌，有利于食物的消化。

3. 促进结肠功能，预防结肠癌。结肠癌是由某种刺激或毒物如亚硝胺及酚、氨等作用而引起的。这些有毒物质在结肠内停留时间过长，就会对肠壁发生毒害作用。膳食纤维以其较强的吸水性，增大了粪便的体积，并能缩短粪便在结肠中的停留时间。粪便体积大还能稀释毒物，降低致癌因子的浓度，从而有助于预防结肠癌。

4. 防治便秘。膳食纤维以其吸水性强，使粪便体积增大，同时使粪便软化，可以防止习惯性便秘以及相应的一些疾病。由此看来，膳食纤维可以说是一位名副其实的肠道内的"清洁工"。

5. 预防胆石形成。大部分胆石是由于胆汁内胆固醇量过多所致，而膳食纤维能增加胆固醇的排泄，降低胆汁和血清胆固醇的浓度，从而使胆石症的患病率随之减少。

6. 预防乳腺癌。现代医学研究表明，在膳食纤维摄入量较多的人群，乳腺癌的发病率显著减少。

7. 治疗糖尿病。糖尿病是一种常见的内分泌代谢病，由体内胰岛素相对或绝对不足所致。膳食纤维在维持血糖平衡方面起到很重要的作用，增加食物中纤维的含量可有效降低餐后血糖的浓度。

8. 控制体重，防止肥胖。膳食纤维可增加胃内容物容积使人产生饱腹感，以控制蛋白质、脂肪、碳水化合物三大产能营养素的摄入量，从而起到控制体重、防止肥胖的作用。

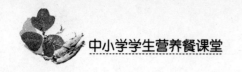

第二课　中小学生生长发育和
饮食营养特点

生命首先在于营养，营养是健康之本。尽管一个人的健康状况取决于许多因素，但在这些因素中，最基础、最主要、最根本、最经常对生命质量和寿命长短起作用的还是膳食营养。没有营养摄入，生命就得停止，哪里还谈得上什么健康。营养就是生长发育的"建筑材料"。

一、中小学生的生长发育特点

1. 小学生的生长发育特点

小学生是指6～12岁的孩子。在此期间，小学生的体格稳步增长，除生殖系统外的其他器官、系统，包括脑的形态发育已逐渐接近成人水平，独立活动能力逐步加强，可以接受成人的大部分饮食。其生长发育有如下几个特点。

（1）新陈代谢旺盛

新陈代谢包括同化作用和异化作用两个方面。人体从外界摄取营养物质，变为自己身体的一部分，并且贮存了能量，这种变化叫同化作用。与此同时，构成身体的一部分物质不断氧化分解，释放出能量，并将分解的产物排出体外，这种变化叫异化作用。小学生正处在长身体的时候，同化作用大于异化作用，所以，他们需要从外界摄取更多的营养物质，来保证正常生长的需要。

（2）体格发育快速增长

6~9岁属于儿童期，10~12岁属于青春期早期。因此这个阶段的学生生长发育既有儿童期特点，又有青春期早期的特点。以身高、体重的生长为例，在儿童期，体格发育基本上是平稳的，身高平均每年增长4~5厘米，体重平均每年增长2~3.5千克。10岁以后，随着青春期的到来，体格发育进入快速增长阶段。这时身高方面，男孩一般每年可增长7~9厘米，个别可长10~12厘米；女孩一般每年可增长5~7厘米，快者可长9~10厘米。体重方面，每年可增长4~5千克，有的可增加8~10千克。女孩青春期身高生长突增开始得比男孩约早2年，所以在10岁左右，女孩身高由以前略低于男孩开始赶上男孩，甚至超过男孩；12岁左右，男孩青春期身高生长突增开始，而此时女孩生长速度已开始减慢，到13~14岁左右时男孩身高生长水平又赶上女孩，进而超过女孩。由于男孩突增期间增长幅度较大，生长时间持续较长，所以到成年时绝大多数男孩的身体形态指标均比女孩高。

（3）骨骼逐渐骨化，肌肉力量尚弱

小学生的各种骨骼正在骨化，但骨化尚未完成。儿童期的骨骼有机物和水分多，钙、鳞等无机成分少，所以儿童骨骼的弹性大而硬度小。儿童不易发生骨折，但容易发生变形，不正确的坐、立、行走姿势可引起脊柱侧弯（表现为一肩高一肩低）、后凸（驼背）等变形。这时的儿童肌肉虽

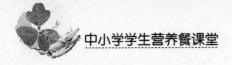

然在逐渐发育，但主要是纵向生长，肌肉纤维比较细，肌肉的力量和耐力都比成人差，容易出现疲劳。因此，在劳动或锻炼时，不应该让他们承担与成人相同的负荷，以免造成肌肉或骨骼损伤。写字、画画的时间也不宜过长。

（4）乳牙脱落，恒牙萌出

儿童一般在 6 岁左右开始有恒牙萌出。最先萌出的恒牙是第一恒牙，俗称六龄齿。接着乳牙按一定的顺序脱落，逐一由恒牙继替。到十二三岁时乳牙即可全部被恒牙替代，进入恒牙期。替牙期是龋病的高发期，尤其是乳磨牙和六龄齿很容易患龋病，应该注意口腔卫生。

2. 中学生的生长发育特点

进入中学阶段的青少年，一般为 13~17 岁，正值青春发育期，是从青少年过渡到成人阶段的关键时期。生长发育在此时进入第二个高峰。其生长发育有如下几个特点。

（1）身高、体重快速增长

体格生长突增常在小学最后两年开始，女孩较男孩为早，一般在 10 岁左右开始，17 岁左右结束；男孩在 12 岁前后开始，22 岁左右结束。这个突增期约为 1 年半至 2 年，生长速度约为前期的 2 倍。身高每年可增加 5~7 厘米，个别可达10~12 厘米；体重每年增长约 4~5 千克，个别可达到8~10 千克。

（2）第二性征逐步出现

这个时期学生不但生长快，而且第二性征逐步出现。体内脂肪开始积累，骨骼增长加速，上下肢比脊柱长得快，肩部和骨盆均增宽大，从少年体态转变为青年、成人体态。进入青春后期，随着性征和性器官发育成熟，脂肪积聚，生长速度逐渐减慢。

（3）心智发展加快

智力认知能力、心理发展也在此期达到高峰，性意识和感情生活日臻丰富，独立思考和独立工作能力增强，社会交往增多。整个青春期持续8~9年。但青春期开始得早晚、生长发育的速度和持续时间，都显示出明显的个性化。

（4）性别识别突出

男性肌肉细胞发育和骨骼系统的发育均较女性显著，肌力大增，活动力较大，持续时间较长。脂肪组织的积累以女性为多，女孩增加23%，男孩仅增加19%。女性因性成熟和生长速度开始时间在男性之前，最初体重和身高常超过同龄男孩。待男孩进入青春期后，其体重和身高又可再次超过女孩。

二、中小学生的营养需求特点

1. 小学生的营养需求特点

（1）能量

小学生处于生长发育阶段，能量的需要相对较成人高，因为他们的基础代谢率高，要维持生长与发育。另外，小学生还好动。如果热能供给不足，其他营养素也不能有效地发挥作用。如一个体重为63千克的成年男子，在轻体力劳动时每天需要热能2600千卡，而一个7岁的男性小学生，体重22千克，每天需要的热量就达1800千卡。

（2）蛋白质

小学生的生长发育，对蛋白质的需要量较多。蛋白质的推荐摄入量与

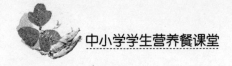

蛋白质的质量有关，质量高，则推荐摄入量较少；质量差，则推荐摄入量较多。蛋白质的需要量与热能摄入量有关，我国小学生蛋白质所供热量占总热能的13%~15%较为合适。

（3）无机盐

小学阶段学生骨骼的生长发育需大量的钙、磷。7~11岁学生每日钙的膳食适宜摄入量为800毫克，并注意维生素D的营养状况。小学生的生长发育，对碘和铁的需要量增加。7~11岁学生每日铁的推荐摄入量为12毫克。碘的推荐摄入量，6~10岁为90微克，11~13岁为120微克。另外，锌和铜对儿童生长发育也十分重要，应注意膳食的供给。

（4）维生素

维生素 B_1、维生素 B_2 和维生素 PP（尼克酸）的需要量与能量有关。小学生对热能的需要较多，故对这三种维生素的需要量也增加。

维生素 D 对小学生骨骼和牙齿的正常生长影响较大，因此小学生每日膳食维生素 D 的推荐摄入量为 10 微克。维生素 A 可以促进儿童生长，其每日膳食推荐摄入量为500~700 微克。维生素 C 对儿童生长发育十分重要，并且维生素 C 易在烹调加工过程中损失。在我国，4 岁以上儿童维生素 C 每日膳食推荐摄入量为 70~90 毫克。

2. 中学生的营养需求特点

中学时期，学生进入青春期，人体在生理和心理上发生一系列变化。此时生长迅速，发育旺盛，思维活跃，记忆增强。由于其生长发育旺盛，对营养素的需求较高。

（1）能量

青春期发育较快，食欲旺盛，对热量的摄入量大大增加。11岁以上的少年女子膳食中每日热量推荐摄入量为 2200 千卡，男子则为 2400 千卡，14～18 岁的青年女子膳食中每日热量推荐摄入量为 2400 千卡，男子则为 2870 千卡。

（2）蛋白质

青春期的生长与发育，对蛋白质的需要量增加较多。青少年女子的每日蛋白质摄入量为 80 克，男子为 85 克，超过普通成人的推荐摄入量。

（3）无机盐

青春期时，身长和体重增加，骨骼要生长和发育，钙、磷等供给应保证。青春期时，身体迅速生长和女青年月经失血，对铁的需要量增加，如果铁的摄入不足，可发生贫血。在这个时期，甲状腺的机能加强，需碘量增加，若碘摄入不足，可能出现甲状腺肿。青春期的性器官发育和生长尤为明显，但性器官和身体的生长发育需要微量元素锌，如果锌缺乏，可出现生长和性发育停滞。

（4）维生素

青少年维生素 A 和维生素 D 的供给量与成人相同。由于生长发育所需的热能较多，维生素 B_1、维生素 B_2 和维生素 PP（尼克酸）的推荐摄入量较高，每日膳食推荐摄入量青年男子分别为 5 毫克、1.5 毫克和 15 毫克，青年女子则分别为 1.2 毫克、1.2 毫克和 12 毫克。此外，还应注意维生素 B_{12}、叶酸和维生素 E 的供给。

三、中小学生的合理营养与膳食

1. 小学生的合理营养与膳食

（1）保证食量，吃好三餐

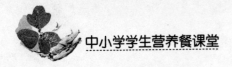

男孩的食量不应低于父亲，女孩的食量不应低于母亲。应该让孩子吃饱和吃好每天的三顿饭。尤其是保证吃好早餐，食量应相当于全日量的1/3。不吃早餐或早餐吃不好会使小学生在上午第二节课后出现饥饿感，导致学习行为的改变，如注意力不集中，数学运算、逻辑推理能力及运动耐力等下降。有条件的课间还可以加餐。午餐也应受到充分重视，学校或家庭如能为孩子提供质量好的午餐，对提高孩子的身体素质有极大作用。晚餐不宜过度油腻和吃得过饱，否则会影响睡眠。晚饭后最好不再进食。

（2）合理择用，平衡膳食

吃粗细搭配的多种食物，富含优质蛋白质的鱼、禽、肉、蛋、奶类及豆类应该丰富一些，每日供给至少300毫升牛奶、1~2个鸡蛋及其他动物性食物（如鱼、禽或瘦肉）100~150克，谷类及豆类食物的供给约为300~350克。充足的能量及丰富的营养素除满足儿童生长发育的需要外，也可提高其学习效率、发展智力并保证大脑活动的特殊消耗。

（3）正确饮水，少吃零食

应引导孩子饮用充足的水，控制含糖饮料和糖果的摄入，养成少吃零食的习惯。吃过多的糖果和甜食易引起龋齿，应重视口腔卫生和牙齿的保健。

（4）加强运动，控制肥胖

近年来，我国有些城市小学生肥胖率逐年增加，已达5%~10%。其主要原因是摄入的能量超过消耗，多余的能量在体内转变为脂肪而导致肥胖。故应调节饮食和重视户外活动以避免发胖，保持能量摄入和消耗的平衡。

2. 中学生的合理营养与膳食

（1）多吃谷类，供给充足的能量

谷类是我国膳食中主要的能量和蛋白质来源，青少年的能量需要量大，每日约需要400～500克谷类食物。同时可因活动量大小而有所不同。而且宜选加工较为粗糙、保留大部分 B 族维生素或强化 B 族维生素的谷类，条件允许时应适当选择杂粮及豆类。

（2）养成良好的膳食习惯，不挑食、不偏食

保证足量的鱼、禽、肉、蛋、奶、豆类和新鲜蔬菜水果的摄入，养成良好的膳食习惯，建立平衡的膳食结构。蛋白质是组织器官增长、调节生长发育和性成熟的各种激素的原料，而且由于生长发育的机体对必需氨基酸需求较高，因此，供给的蛋白质中来源于动物和大豆的优质蛋白质应达50%以上。鱼、禽、肉、蛋、奶及豆类是膳食中优质蛋白质的主要来源。其中鸡蛋除含优质蛋白质外还含有维生素 A、核黄素及卵磷脂等营养素；奶类除含优质蛋白质外，还是维生素 A 及钙的良好来源。鱼、禽、肉、蛋每日供给量共200～250克，奶不低于300毫升。新鲜蔬菜和水果，尤其深色蔬菜和水果是胡萝卜素、维生素 C、常量及微量元素的良好来源。每日蔬菜和水果的总供给量为500左右，其中绿叶蔬菜不低于300克。中学生缺铁性贫血也较普遍，有些青少年的膳食应增加维生素 C 的摄入以促进铁的吸收。青春发育期的女孩应时常吃些海产品以增加碘的摄入。

（3）注意早餐的质量和数量

中学生课业负担重，营养需求大、消耗多，所以早餐一定要吃饱、吃好。有条件时，课间应加餐 1 次。另外，考试期间，学生的食物应多补给含维生素 A、维生素 B_2、维生素 C、卵磷脂、蛋白质和脂肪的食物，以补充消耗。

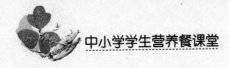

（4）参加体力活动，避免盲目节食

青少年尤其是女孩往往为了减肥而盲目节食，引起体内新陈代谢紊乱，抵抗力下降，严重者可出现低血钾、低血糖，易患传染病，甚至由于厌食而导致死亡。正确的减肥方法是合理控制饮食，少吃高能量的食物如肥肉、糖果和油炸食品等，同时应增加体力活动，使能量的摄入和消耗达到平衡，以保持适宜的体重。

第三课　中小学生营养与生长发育评价方法

> 学生中常见营养不良的表现症状是发育矮小、"豆芽菜"体型和"胖墩儿"体型等。一般来说，并不是日常吃得越多越好，也不是身体越胖越健康。

中小学生营养与生长发育评价方法有 20 余种，这里主要介绍 4 种，以供选择。

一、现时营养状况评价——体质指数法（BMI）

体质指数法（BMI）又称体重指数、胖瘦指数、体重身高指数等。BMI 是结合体重和身高来衡量人体脂肪相对水平的指标，适用于不同年龄阶段儿童、青少年以及成人营养状况的评价。其计算公式如下：

BMI＝体重（千克）／身高（米）的平方

评价标准：BMI 值 18.5～23.9 为理想体重；小于 16.0 为重度消瘦，16.0～16.9 为中度消瘦，17.0～18.4 为轻度消瘦；24～27.9 为超重，大于

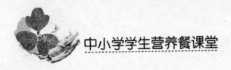

28 为肥胖，大于 30 则为严重肥胖。

计算举例：比如一个人的身高为 163 厘米，体重为 70.5 千克，则 BMI = 70.5/1.63² = 26.53。说明这个人现在的身体为"超重"。

二、身高发育评价——等级评价法

该评价方法就是以一个群体（如全国、省、市）儿童、青少年身高的平均值（$\overline{X}$）和标准差（S）为依据，将每一个同年龄不同身高发育水平分为五个等级，即上等、中上等、中等、中下等和下等。它们的计算公式为：

1. 上等>（$\overline{X}$+2S）。

2. 中上等>（$\overline{X}$+1S）<（$\overline{X}$+2S）。

3. 中等（$\overline{X}$-1S）~（$\overline{X}$+1S）。

4. 中下等<（$\overline{X}$-1S）>（$\overline{X}$-2S）。

5. 下等<$\overline{X}$-2S。

以我国城市 12 岁男生为例，全国身高平均值为 152.75 厘米，标准差为 8.45 厘米，则该年龄阶段不同身高水平的发育等级评价结果如下（见表 3、表 4）：

1. 上等。大于 169.65 厘米，即大于（152.75+2×8.45）厘米。

2. 中上等。161.20~169.64 厘米，即（152.75+8.45）~（152.75+2×8.45）厘米。

3. 中等。144.30~161.20 厘米，即（152.75－8.45）~（152.75+8.45）厘米。

4. 中下等。135.85~144.30 厘米，即（152.75－2×8.45）~（152.75－2×8.45）厘米。

表 3   中国 6~19 岁男生身高平均数标准差

单位：厘米

年龄	城市男生		农村男生		全国平均	
	平均数	标准差	平均数	标准差	平均数	标准差
6	120.65	5.10	117.76	5.27	119.27	5.38
7	125.74	5.81	122.53	6.03	124.15	6.14
8	131.23	6.19	127.77	6.21	129.52	6.44
9	136.07	6.32	132.77	6.34	134.44	6.54
10	141.07	6.66	137.60	6.62	137.33	6.86
11	146.68	7.39	142.70	7.42	144.74	7.67
12	152.75	8.45	148.31	8.27	150.56	8.65
13	160.08	8.64	155.68	8.91	157.92	9.05
14	165.86	7.67	161.60	8.32	163.74	8.28
15	169.42	6.63	166.03	7.12	167.73	7.08
16	171.11	6.28	168.39	6.42	169.75	6.50
17	171.83	6.39	169.73	6.20	170.78	6.39
18	171.89	6.39	170.14	6.07	171.00	6.29
19	171.86	6.01	170.12	5.87	171.00	6.00

表 4   中国 6~19 岁女生身高平均数标准差

单位：厘米

年龄	城市女生		农村女生		全国平均	
	平均数	标准差	平均数	标准差	平均数	标准差
6	119.70	4.99	116.34	5.16	117.84	5.26
7	124.07	5.70	121.20	6.10	122.65	6.07
8	129.82	6.01	126.70	6.14	128.28	6.30
9	135.35	6.61	132.20	6.80	133.80	6.89
10	141.48	7.16	138.11	7.46	139.81	7.50
11	148.00	7.35	144.12	7.75	146.08	7.79
12	152.55	7.07	149.10	7.26	150.83	7.37
13	156.26	6.10	153.52	6.34	154.91	6.37
14	158.14	5.85	155.78	5.76	156.97	5.93
15	159.06	5.71	156.84	5.52	157.95	5.72
16	159.51	5.65	157.61	5.53	158.57	5.67
17	159.90	5.63	158.02	5.63	158.96	5.71
18	159.78	5.60	158.11	5.43	158.94	5.58
19	160.30	5.56	158.80	5.32	159.57	5.49

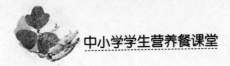

5. 下等。小于 135.85 厘米，即小于（152.75-2×8.45）厘米。

例如：某 12 岁男生的身高为 156.13 厘米，即为"中等发育水平"。

三、营养评价的身高标准体重计算法

此种方法是由世界卫生组织（WHO）于 1975 年提出的，其主要反映学生的现时营养状况。具体原理是以营养良好的儿童和青少年为对象，利用同等身高人群的百分数的体重为代表，制定出一个身高标准体重值（见附录一）。以身高标准体重±10%为现时营养正常；小于标准体重 10%的为现时轻度营养不良，小于 20%的为现时中度营养不良，小于 30%的为现时重度营养不良；大于标准体重 10%的为超重，大于 20%的为轻度肥胖，大于 30%的为中度肥胖，大于 40%的为重度肥胖。其计算公式如下：

营养状况判定值=（实际体重-身高标准体重）/身高标准体重×100

例如，某 12 岁男学生的身高为 126.0 厘米，体重为 23.8 千克，经查阅附录中表 2，所得身高标准体重值是 30.9 千克。然后代入上述公式，计算结果如下：

营养状况判定值=（23.8-30.9）/30.9×100%=-22.98%

由此可见，该学生体重为小于标准体重的 20%以上，可评价为"现时中度营养不良"。

四、营养评价的身高标准体重查表法

本方法原理同身高标准体重计算法，同样也可以反映学生的现时营养状况。但是，方法更为简易，只要对照相应的身高标准体重法的营养评价参考标准（见附录二），直接就可以作出现时营养状况的评价结果。

例如，某一女学生，年龄为 13 岁，身高 151 厘米，体重为 51.8 千克。根据以上数据查阅附录中的表 6，即可找到该女生体重处在超重 48.2 千克与肥胖 52.6 千克之间。由此可直接评价为"轻度肥胖"。

　　在目前的学生营养调查研究中，该评价方法也是一种最常用的现时营养评价方法。

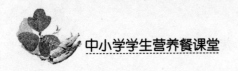

第四课 按身体发育需要吃好一日三餐

人体所需营养主要来自一日三餐的科学膳食，中小学生也不例外。中小学生如何科学膳食，不仅影响他们的体质与健康水平，还关系到他们到中老年时期的生命质量乃至寿命的长短。因此，按身体发育需要吃饭，吃好一日三餐相当重要。

一、吃好一日三餐

中国有句俗话，"早餐吃好、中餐吃饱、晚餐吃少"。西方一些国家对一日三餐有种形象的说法，即"早餐像国王（形容食物丰厚）、午餐像绅士（形容食物质量好）、晚餐像乞丐（形容食物极简单）"。这些都是说明要吃好一日三餐，而且要以保质保量按时为基础。为了孩子的健康成长，我们不能等"明天"。

人体一天需要40多种营养素，所以我们主张杂食、食物多样化。而且每天要按照主食与副食平衡，酸碱平衡，荤与素平衡，杂与精平衡，冷与热平衡，干与稀平衡，寒热温凉四性平衡，饥与饱平衡去安排。

二、不容忽视的早餐营养

1. 早餐对学生的学习和健康相当重要

一日之计在于晨。早餐营养与否对学生的上午学习与学习效率影响极大。如若不吃早餐或吃得不足，上午九十点钟就会出现疲劳、饥饿、头昏、四肢乏力，甚至面色苍白、出虚汗、晕厥等低血糖症状。注重早餐营养的学生，血糖在整个上午一直保持正常良好水平，激情高、精力旺，学习力集中而且思考敏捷、活力充沛。

营养早餐的设计除考虑上面所说的因素外，还应由粥类、面点类、冷菜类等三部分组成，餐后加一份水果补充维生素。粥类以容腹饱肚为主，面点类以调整食欲为主，冷菜类以调味解腻为主。同时也要考虑制作简便易行。

总体来讲，应该按照《学生餐营养指南》对中小学生每人每天能量、营养素供给量，每人每天食物种类及数量与三餐比例执行。营养早餐的要求是热量要高，体积要小；尽量做到色香、味美，迎合孩子的口味，以唤起他们的食欲；蛋白质和钙的含量要高；要吃足量的瘦肉、鸡蛋，同时吃些蔬菜或水果；适当吃些肝或富含胡萝卜素的蔬菜；一定要吃些主食。如某些原因导致孩子没吃早餐或孩子过于紧张没有食欲，一定要带一块巧克力或一片面包或一瓶牛奶（酸奶），上午课间操时食用，以补充血糖。因为血糖是大脑能直接利用的唯一能量。

2. 营养早餐举例

（1）每人每天早餐的食物种类及数量（见表5）

（2）10~14岁早餐举例

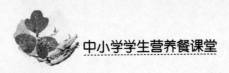

表 5　　　　　　　　**每人每天早餐的食物种类及数量**　　　　单位：克

	食物种类	6 岁~8 岁	9 岁~11 岁	12 岁~14 岁	15 岁~17 岁
谷薯类	谷薯类	75~90	90~105	105~120	105~120
蔬菜水果类	蔬菜类	90~105	105~120	120~135	130~150
	水果类	45~60	60~75	75~90	90~105
鱼禽肉蛋类	畜禽肉类	9~12	12~15	15~18	18~21
	鱼虾类	9~12	12~15	15~18	15~18
	蛋类	15	15	25	25
奶、大豆类及坚果	奶及奶制品	60	60	75	75
	大豆类及其制品和坚果	9	11	12	15
植物油		5	5	5	5
盐		1.5	1.5	1.5	2

三、至关重要的午餐营养

1. 午餐关系到学生生长发育和智力发展的特殊需要

按照《学生餐营养指南》对中小学生每人每天能量、营养素供给量，每人每天食物种类及数量与三餐比例执行。

午餐对于学生来说，不仅仅要满足他们一整天的能量和各种营养素的消耗，还要顾及到他们生长发育和智力发展的特殊需要。假若午餐的营养达不到要求，即午餐的营养达不到全天的 40%，必将影响到他们的健康生长甚至终身健康。

营养午餐的设计除考虑上面所强调的因素外，还要考虑谷果蔬菜类、大豆及其制品类、鱼肉禽蛋类等这类食物所占比例，摄入量分别为 65%、

10%和25%左右较为适宜。菜谱的食物应在6种以上（不包括调味料），而且色香味俱全，营养互补，以提高学生的食欲和兴趣感。

学生食堂要善于做些物美价廉又营养丰富的午餐菜肴，如豆制品、海带、肥肉、胡萝卜、新鲜蔬菜和水果等食物。通过不断改换加工方法或烹饪技巧，进行色香味的搭配，提高菜肴的花式品种或色香味形质的品位，提高学生的食欲，促进消化液的分泌。要重视午餐特色菜肴的营养作用，制作一些学生本来不愿意吃，但是食物营养比较丰富、家庭不易做的菜肴。如将富含钙的虾皮和肉，一起搅成末嵌入油豆腐、油面筋中；又如将胡萝卜、蛋和肉，一起搅成末做成肉蒸蛋，使学生喜吃又营养互补，消化吸收率高。

2. 营养午餐举例（带量食谱）

组合模式一：

主食+两菜一汤（包括10种以上食物）

红枣玉米饭：粳米135克、玉米渣8克、红枣10克

肉末蒸蛋：猪肉32克、鸡蛋33克、胡萝卜10克、虾皮2克、香葱1克

香菇油菜：油菜120克、千张20克、鲜香菇30克

鸡肉粉丝汤：鸡肉10克、粉丝8克、榨菜8克、香菜2克

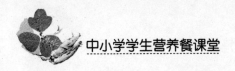

表6　　　　　　　　　每人每天午餐、晚餐的食物种类及数量　　　　　　　单位：克

	食物种类	6岁~8岁	9岁~11岁	12岁~14岁	15岁~17岁
谷薯类	谷薯类	100~120	120~140	140~160	140~160
蔬菜水果类	蔬菜类	120~140	140~160	160~180	180~200
	水果类	60~80	80~100	100~120	120~140
鱼禽肉蛋类	畜禽肉类	12~16	16~20	20~24	24~28
	鱼虾类	12~16	16~20	20~24	20~24
	蛋类	20	20	30	30
奶、大豆类及坚果	奶及奶制品	80	80	100	100
	大豆类及其制品和坚果	30	35	40	50
植物油		10	10	10	15
盐		2	2	2	2.5

组合模式二（15-17岁午餐举例）：

主食+三菜一汤+一果（包括15种以上食物）

燕麦米饭：粳米120克、糯米20克、燕麦10克

青椒嵌肉：青椒30克、猪肉25克、豆腐干10克

双笋虾仁：春笋40克、莴笋30克、虾仁40克、花生仁20克

蒜香苋菜：苋菜90克、蒜末适量

蘑菇蛋花汤：鸡蛋10克、鲜菇15克、枸杞1克

水果1份：芒果30克、黄瓜30克

四、必须重视的晚餐营养

1. 晚餐要有足够的营养

保障晚餐有足够的营养，也需要按照《学生餐营养指南》对中小学生每人每天能量、营养素供给量，每人每天食物种类及数量与三餐比例执行。

有关学者对处在生长发育高峰阶段的学生调查发现，经常以晚餐营养较好的 12 岁男生发育身高平均为 140.4 厘米，以中餐营养较好的 12 岁男生身高平均为 138.5 厘米，两者具有显著性差异。这是因为青少年的生长激素分泌最多的时间在晚上，只有晚餐供给足够的营养，才能满足身体生长发育的需要。如果晚餐营养不够，则会产生饥饿感，影响睡眠质量。

营养晚餐的设计，除考虑上面所强调的营养因素外，晚餐谷果蔬菜类、大豆及其制品类、鱼肉禽蛋类这三类食物所占比例可调整为 60%、10% 和 30%。菜品的色香味形质更应重视。若孩子回家吃饭，家长应制作些学校不易做出的营养菜，如：红烧肉用文火炖上 2 小时以上，加入萝卜或海带，饱和脂肪酸大大降低而不会发胖。对于一点肥肉都不吃的学生，家长可将肥肉混入瘦肉中做成各种风味的馅；对于不吃鱼肉等其他偏食的学生，家长可以利用同类食物互换，或改变加工工艺做出孩子爱吃的佳肴，解决厌食这一难题，让学生乐于吃。

2. 晚餐举例（带量食谱，以 16~18 岁为例）

主食+三菜一汤+一果（包括 15 种以上食物）

米饭+黑米糕：粳米 100 克，米粉 20 克、黑米粉 20 克、莲子 5 克

梅汁排条：牛肉 50 克、番茄酱 10 克

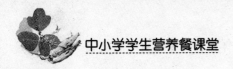
鲜肉蛋卷：猪肉 30 克、鸡蛋 25 克、胡萝卜 5 克

香干芹菜：芹菜 80 克、香干 15 克、胡萝卜 10 克

冬瓜扁尖汤：冬瓜 25 克、竹笋 10 克、鲜香菇 10 克、虾米 2 克

水果 1 份：猕猴桃 35 克、苹果 25 克

一日三餐带量食谱举例见表 7。

表 7　　　　　　　　　　一日三餐带量食谱表　　　　　　　　单位：克

	菜名	配料	6 岁~8 岁	9 岁~11 岁	12 岁~14 岁	15 岁~17 岁
早餐	馒头	面粉	90	100	110	130
	牛奶	牛奶	200	200	250	250
	煮鸡蛋	鸡蛋	50	50	75	75
	炒白菜	白菜	100	110	130	140
	食用油	花生油	5	5	5	5
午餐	米饭	大米	110	130	140	160
	鱼香肉丝	瘦猪肉	40	50	60	65
		柿子椒	50	60	65	70
		胡萝卜	50	60	65	70
	醋溜豆芽	绿豆芽	70	70	80	80
	食用油	花生油	10	10	10	10
晚餐	花卷	面粉	100	120	130	150
	莴苣炒木耳	莴苣	60	70	80	90
		木耳	15	15	20	20
	红烧鲢鱼	鲢鱼	40	50	60	60
		豆腐	30	35	40	50
	二米粥	大米	10	10	12	12
		小米	10	10	12	12
	食用油	花生油	10	10	10	15

第五课 中小学生四季营养食谱

没有一种天然食物能含有人体所需的全部营养素。比如鸡蛋中缺少维生素C、糖；牛奶中缺少铁；大豆中缺少蛋氨酸、维生素A；粮食中缺少赖氨酸、维生素A。营养主要来自日常的平衡膳食，营养贵在全面、均衡和质量。蛋白质、脂肪、碳水化合物、维生素、矿物质及纤维素，各种营养都很重要，不可偏废。如同三餐都重要，不可偏废一样。

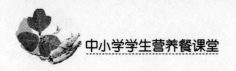

一、6~9 岁小学生四季营养食谱

（一）春季食谱

星期	早餐	上午加餐	中餐	下午加餐	晚餐
一	玉米粥 馒头 肉末蒸蛋 清炒竹笋	牛奶	燕麦米饭 土豆炖排骨 素炒三丁 南瓜汤	苹果	玉米面花卷 鱼香肉丝 白菜炖豆腐 小米粥
二	酸辣汤 花卷 黄瓜炒蛋 白菜炖粉丝	酸奶	牛奶小馒头 清炒山药 红烧带鱼 紫菜蛋花汤	梨	枣饼 酱爆鸡丁 酸辣土豆丝 山药粥
三	豆浆 油饼 虾仁蛋饺 肉末炒胡萝卜丝	牛奶	荞麦米饭 红烧肉炖土豆 萝卜炖粉丝 冬瓜汤	香蕉	葱油饼 肉末炖豆腐 素小炒（土豆、胡萝卜、黑木耳等） 玉米渣粥
四	胡萝卜二米粥 蛋炒饭 肉末菜花	酸奶	豆沙馒头 鸡丝烩白菜 海米油菜 酸辣汤	樱桃	米饭窝头 熘鱼片 甘蓝肉片 八宝粥
五	白菜肉包 蒸鸡蛋羹 红薯粥	牛奶	赤豆米饭 熘鱼肉丸子 香菇油菜 虾皮冬瓜汤	苹果	枣泥包 肉片菜花 家常豆腐 青菜面叶汤

（二）夏季食谱

星期	早餐	上午加餐	中餐	下午加餐	晚餐
一	豆浆 双色花卷 茄汁鸡蛋 小黄瓜1根	低脂牛奶	绿豆米饭 酱鸡翅中 虾皮小白菜 海带豆腐汤	西瓜	炸酱面 西葫芦炒肉片 清炒绿豆芽 小米粥
二	绿豆粥 果脯面包 黄瓜炒鸡蛋	酸奶	千层饼 炒青椒海带 香菇炒油菜 酸辣汤	草莓	红豆米饭 肉末豆腐 田七炒肉片 西红柿蛋汤
三	玉米粥 油饼 蒸鸡蛋糕 菠萝1片	低脂牛奶	麻酱花卷 鱼香肉丝 三鲜豆腐 白菜黄瓜丝汤	香蕉	豆沙包 青椒炒丝瓜 红烧鱼片 二米粥
四	二米粥 糖三角 海米油菜 西红柿炒鸡蛋	酸奶	黑米馒头 红烧鱼块 蒜蓉炒茼蒿 玉米蛋花汤	西瓜	玉米发糕 炒茄子 甘蓝肉片 绿豆粥
五	蛋花青菜粥 软米饭 油菜炒豆腐皮	低脂牛奶	三鲜水饺 金针银芽 黄瓜沾甜酱 水饺汤	香蕉	馒头 千张炒丝瓜 绿豆芽炒肉 二米粥

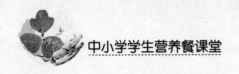

（三）秋季食谱

星期	早餐	上午加餐	中餐	下午加餐	晚餐
一	玉米栗子粥 双色花卷 韭菜炒鸡蛋	牛奶	红枣软米饭 糖醋排骨 豆腐小白菜 山药葱花汤	猕猴桃	鱼肉韭菜水饺 烩三球（山药、青豆、黄豆） 小米粥
二	豆浆 甜面包 煮鸡蛋 炒黄瓜片	酸奶	鸡蛋炒饭 肉丝胡萝卜丝炒韭菜 清炒莲藕 丝瓜鸡蛋汤	桃子	小枣米饭 油菜炒肉片 上汤娃娃菜 青菜豆腐汤
三	胡萝卜大米粥 蛋炒饭 香菇炒油菜	牛奶	白菜肉包子 炒菜花 肉末豆腐 冬瓜汤	柚子	南瓜馒头 糖醋带鱼 木耳烧白菜 小米粥
四	瘦肉粥 红枣馒头 西红柿炒鸡蛋	酸奶	肉末茄子炒饭 鸡丝烩白菜 海带烧冬瓜 豆腐丝菠菜汤	苹果	萝卜肉蒸包 虾仁炒黄瓜片 醋熘西葫芦 枸杞紫菜汤
五	小米粥 素蒸包 醋熘土豆丝 黄瓜炒蛋	牛奶	番茄酱花卷 熘鱼肉丸子 双菇肉丝 西红柿鸡蛋汤	芒果	油饼 菜肉馄饨 菜花炒西红柿 萝卜炖虾

（四）冬季食谱

星期	早餐	上午加餐	中餐	下午加餐	晚餐
一	葱花炒蛋 肉末菜粥 豆沙包 芹菜炒豆腐干	牛奶	小饼干 红薯米饭 肉末葱煮蛋糕 香菇炒油菜 山药红枣汤	苹果	豆沙花卷 清炒小白菜 羊肉胡萝卜汤
二	燕麦粥 芽菜肉包 炒三素（青椒、胡萝卜、洋葱） 西红柿炒蛋	酸奶	甜面包 牛奶小馒头 什锦炖蹄筋 肉末豆腐 海带肉丝汤	梨	红枣米饭 土豆烧排骨 冬瓜鱼丸汤
三	黑米粥 鲜肉小笼包 烤红薯 肉末蒸蛋	牛奶	小桃酥 麻酱花卷 宫保鸡丁 香菇炒菜心 紫菜蛋花汤	橘子	南瓜小馒头 冬瓜炒肉 白菜炖粉条 三鲜豆腐汤
四	栗子瘦肉粥 果酱面包 煮鸡蛋	酸奶	蛋糕 肉末饼 山药炒鸡胗 胡萝卜炒玉米粒 青萝卜海带汤	香蕉	黑米馒头 白菜炒肉 海米冬瓜 二米粥
五	红薯粥 玉米面馒头 蒸鸡蛋羹 炒三丝	牛奶	绿豆糕 南瓜米饭 蘑菇炒肉片 青椒炒土豆丝 羊肉汤	橙子	洋葱肉蒸包 滑溜鱼片 清炒山药 大米粥

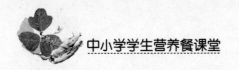

二、10~12岁小学生四季营养食谱

（一）春季食谱

星期	早餐	上午加餐	中餐	晚餐
一	麦片牛奶粥 果脯面包 煮鸡蛋 海米油菜 草莓	酸奶 小饼干	燕麦米饭 山药炖排骨 清炒土豆丝 紫菜虾皮汤	八宝粥 双色小馒头 豆腐肉末炒西红柿 糖醋烩圆白菜
二	什锦栗子粥 三合面花卷 香椿炒鸡蛋 圣女果	酸奶 面包	豆沙包 青菜炒鱼片 清炒芦笋 枸杞紫菜汤	小米粥 花生米饭 西葫芦炒肉片 上汤娃娃菜
三	二米粥 豆沙包 蒸鸡蛋糕 香煎茄片 香蕉	牛奶 小饼干	荞麦米饭 糖醋带鱼 家常豆腐 冬瓜汤	玉米小窝头 骨头汤馄饨 清炒萝卜丝
四	玉米粥 油饼 煮鸡蛋 清炒油菜 草莓	酸奶 面包	大枣馒头 海带炒肉丝 香菇鱼片 白菜骨头汤	红豆米饭 炒三丁（瘦肉、土豆、胡萝卜） 海米油菜 豆腐紫菜汤
五	蛋花菠菜粥 牛奶小馒头 炒海带丝 圣女果	牛奶 小饼干	山药米饭 红烧鱼 芹菜炒萝卜丝 西红柿鸡蛋汤	猪肉胡萝卜丝馅水饺 洋葱炒黄瓜 小米粥

（二）夏季食谱

星期	早餐	上午加餐	中餐	晚餐
一	南瓜粥 全麦面包 西红柿炒鸡蛋 炒黄瓜 桃子	酸奶 小饼干	绿豆米饭 鱼炖豆腐 芹菜炒肉片 蛋花紫菜汤	木耳大枣米饭 油菜炒肉片 西兰花炒胡萝卜 苦瓜小米粥
二	小米绿豆粥 菊花卷 煮鸡蛋 粉丝炖菠菜 香蕉	酸奶 果脯面包	炸酱面 清炒莴苣丝 西红柿鸡蛋汤	荞麦米饭 青萝卜炖排骨 虾皮豆腐 鸡肉青菜粥
三	苹果麦片粥 青菜鸡蛋炒面 炒海带丝 西瓜	牛奶 小饼干	胡萝卜火腿炒米饭 芹菜炒肉丝 海米圆白菜 金针菇菠菜汤	麻酱馒头 西红柿炖牛肉 洋葱炒鸡蛋 桃仁二米粥
四	绿豆粥 红枣馒头 西葫芦炒鸡蛋 桃子	酸奶 苦味面包	黑米馒头 虾仁炒黄瓜 清炒芦笋 萝卜西红柿汤	鱼肉水饺 佛手瓜冬瓜菜 小米绿豆粥
五	二米红豆粥 茶叶蛋 双色花卷 草莓	牛奶 蛋糕	红豆米饭 糖醋排骨 芹菜炒海带 豆腐青菜汤	香肠洋葱蛋炒饭 蒜蓉炒茼蒿 胡萝卜炒肉丝 小米粥

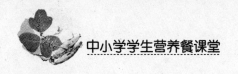

（三）秋季食谱

星期	早餐	上午加餐	中餐	晚餐
一	豆浆 果酱面包 茶鸡蛋 白菜炒韭菜 苹果	酸奶 小饼干	红枣米饭 熘鱼肉丸 炒青椒山药丝 绿豆苦瓜汤	红薯二米粥 土豆炖排骨 葱油花卷 油菜海带丝
二	玉米渣粥 双色花卷 西红柿炒鸡蛋 炒黄瓜 香蕉	酸奶 果脯面包	黑米馒头 黄瓜炒虾仁 芹菜炒藕片 豆腐紫菜汤	双色馒头 西红柿烧牛肉 糖醋土豆丝 丝瓜粥
三	胡萝卜山药蛋炒饭 虾皮西葫芦 木耳粥 柚子	牛奶 小饼干	花生米饭 肉末海带丝 鱼香茄子 榨菜豆腐汤	白米绿豆粥 南瓜馒头 炖黄花鱼 清炒山药
四	豆沙包 煮蛋 清炒圆白菜 小米红枣粥 香蕉	酸奶 面包	双色馒头 青椒炒鸡丝 胡萝卜炒肉片 虾仁黄瓜汤	青菜胡萝卜炒饭 煎带鱼 豆腐油菜 南瓜粥
五	小米红小豆粥 玉米糕 鸡蛋炒菠菜 猕猴桃	牛奶 蛋糕	荞麦米饭 莴苣炒肉丝 家常辣豆腐 西红柿鸡蛋汤	萝卜肉包 黄瓜炒胡萝卜 二米粥

（四）冬季食谱

星期	早餐	上午加餐	中餐	晚餐
一	黑米粥 双色花卷 煮鸡蛋 芹菜炒豆腐干 苹果	牛奶 小饼干	荞麦米饭 土豆炖排骨 油菜海带丝 豆腐紫菜汤	双色小馒头 西红柿烧牛肉 木耳胡萝卜 南瓜粥
二	燕麦粥 豆沙包 蒸鸡蛋糕 清炒绿豆芽 梨	酸奶 蛋糕	黑米馒头 枸杞子胡萝卜炖羊肉 白菜海米 豆腐汤	青菜炒米饭 红烧带鱼 糖醋木耳 小米红枣粥
三	红枣大米粥 果酱面包 莴苣炒鸡蛋 橘子	牛奶 小饼干	红薯米饭 红烧鸡翅 双菇炖豆腐 海米冬瓜汤	南瓜花卷 炒土豆丝 青椒虾仁 地瓜玉米渣粥
四	地瓜小米粥 鲜肉白菜小包 韭香炒蛋 香蕉	酸奶 果脯面包	玉米馒头 土豆烧牛肉 白菜炖豆腐 猪肉丸子汤	青椒蛋炒饭 清蒸鱼 蘑菇豆芽 二米粥
五	南瓜粥 双色花卷 蒜黄炒鸡蛋 苹果	牛奶 面包	山药米饭 香菇炖羊肉 虾皮萝卜丝 西红柿豆腐汤	白菜肉蒸包 烤地瓜 青菜粥

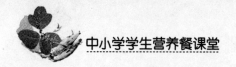

三、13~15岁初中生四季营养食谱

（一）春季食谱

星期	早餐	中餐	晚餐	课间加餐
一	馒头 稀饭 香椿炒鸡蛋 萝卜丝炒芹菜 苹果1个	玉米渣米饭 土豆山药烧牛肉 蒜苗豆干 炒茼蒿 紫菜虾皮汤	三鲜水饺 木耳炒洋葱 糖醋圆白菜 香菜水饺汤	酸奶
二	小花卷 什锦栗子粥 炒白菜 煮鸡蛋 香蕉1根	燕麦米饭 香酥凤翅 香菇菜心 西红柿炒洋葱 榨菜豆腐汤	馒头 春笋炒肉片 熘豆芽 玉米粥	酸奶
三	蛋糕 二米粥 火腿肠 橘子1个	玉米渣米饭 鱼香肉丝 鱼豆腐炒油麦菜 鸡蛋汤	馒头 芹菜肉丝 清炒竹笋 大米粥	酸奶
四	豆沙包 五香茶蛋 清炒绿豆芽 蛋花菠菜粥 圣女果8个	燕麦米饭 黄焖排骨 海米冬瓜 香菇鱼片 白菜骨头汤	肉末卷 蒜苔肉丝 炒三丁（瘦肉，胡萝卜，土豆） 红枣米粥	酸奶
五	糖包 稀饭 咸鸭蛋 豆芽炒粉丝 草莓6个	米饭 鲅鱼饺子 菠菜炒粉条 紫菜鸡蛋汤	孜然花卷 菜花炒肉片 芹菜烧腐竹 海米油菜 山药小米粥	酸奶

（二）夏季食谱

星期	早餐	中餐	晚餐	课间加餐
一	三鲜馄饨 煮鸡蛋 蘑菇油菜	玉米米饭 红烧带鱼 辣椒炒蛋 家常豆腐 红枣稀饭	海鲜面 白菜肉片 炒青菜 南瓜汤	西瓜
二	金银卷 煮鸡蛋 清炒莴苣丝 二米粥	燕麦米饭 丝瓜鸡柳 西红柿炒鸡蛋 清炒油麦菜 银耳汤	馒头 黄豆芽炖肉 炒香菇黄瓜片 绿豆汤	香梨
三	牛奶 豆沙包 五香鸡蛋 小西红柿5个	玉米米饭 清蒸鱼 芹菜豆干 木耳卷心菜 皮蛋瘦肉粥	馒头 盐水虾 蚝油生菜 番茄鸡蛋汤	桃子
四	牛奶 菜包 茶叶蛋 红枣红豆稀饭	燕麦米饭 海带炖排骨 虾皮蒸蛋 青椒洋葱炒苦瓜 西红柿汤	馒头 鲅鱼丸子 红烧豆腐 紫菜蛋汤	樱桃
五	牛奶 红糖包 西红柿炒蛋 苹果1个	绿豆米饭 香菇炖鸡 醋熘西葫芦 芹菜香干丝 冬瓜虾皮汤	菜肉水饺 蒜蓉茄子 香菇青菜 水饺香菜汤	香蕉

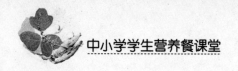

（三）秋季食谱

星期	早餐	中餐	晚餐	课间加餐
一	牛奶 菜包 鸡米花 西红柿炒鸡蛋	馒头 蒜苔炒肉丝 肉末烧冬瓜 腐竹烧胡萝卜 二米稀饭	玉米粥 鸡蛋发糕 鱼香肉丝 白菜粉丝	苹果
二	牛奶 发糕 酱牛肉 胡萝卜炒蛋 小西红柿	玉米大米饭 熘鱼丸 肉末茄子 炒白菜 西红柿蛋汤	芹菜猪肉包 菜花炒胡萝卜 蒜碎炒黄瓜 葱花海带汤	香蕉
三	二米粥 牛肉包子 芹菜炒花生米 煎鸡蛋	花卷 红烧鸡块 圆白菜烧油豆腐 青椒土豆丝 裙带葱花汤	燕麦米饭 西红柿炒鸡蛋 藕丁烩胡萝卜丁 农家蛋汤	酸奶
四	红枣大米粥 烧饼 咸鸭蛋 豆腐干炒黄瓜丁	绿豆大米饭 肉丁山药 糖醋鱼块 香干炒花菜 菠菜汤	花卷 菜花炒肉片 芹菜烧腐竹 八宝粥	梨
五	核桃仁玉米粥 番茄酱花卷 茶叶蛋 炒秋葵	二米饭 红烧带鱼 萝卜丝粉丝 辣茄子 紫菜蛋花汤	土豆丝饼 青椒炒肉 清炒油菜 丝瓜蛋花汤	香蕉

（四）冬季食谱

星期	早餐	中餐	晚餐	课间加餐
一	牛奶 千层饼 煮鸡蛋 炝萝卜丝	玉米大米饭 糖醋小排 青椒炒黄瓜 菠菜粉丝汤	虾仁馄饨 西芹炒牛肉 冬菇豆腐 海带冬瓜汤	苹果
二	牛奶 玉米红枣米饭 醋熘白菜 肉末蒸蛋	核桃米饭 菠萝古老肉 菜花炒洋葱 山药排骨汤	花卷 红烧鱼 冬瓜粉条 鲜菇蛋汤	猕猴桃
三	牛奶 煮鸡蛋 烧饼 榨菜肉丝汤	玉米大米饭 海带炖肉 芹菜香干 虾皮炒卷心菜 香菇青菜汤	紫菜肉丝面 红烧鸡腿 素炒三丁 苹果	香蕉
四	牛奶 玉米面发糕 洋葱炒蛋 木耳炖花生米	燕麦米饭 青蒜炒肉片 绿豆芽炒萝卜丝 肉丝千张汤	荞麦面馒头 烧藕盒 虾仁烩鲜菇 橘子	橙子
五	玉米粥 红烧鸡腿 豆包 韭菜虾仁炒蛋	花卷 蒸鲅鱼 炒油菜 土豆丝 菠菜虾皮汤	玉米大米饭 西红柿炒蛋 干煸菜花 黑米粥	梨

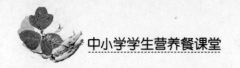
四、16~18 岁高中生四季营养食谱

（一）春季食谱

星期	早餐	中餐	晚餐	课间加餐
一	牛奶 1 袋 三鲜蒸包 煮鸡蛋 黄瓜 1 根	二米饭 蘑菇炒肉片 炒豆芽 紫菜蛋汤	馒头 糖醋里脊 玉米粥 西红柿烧豆腐	酸奶 核桃
二	牛奶 1 袋 牛肉蒸包 荷包蛋 清炒竹笋	花生米饭 山药炝肉片 香菇炒青菜 醋椒汤	金银卷 清蒸鲜鱼 蒜茸茼蒿青菜虾皮汤	酸奶 腰果
三	牛奶 1 袋 粳米面发糕 木须番茄 菠菜蛋花汤	米饭 西芹牛柳 蒜苗炒蛋 菠菜粉丝汤	肉菜包子 蘑菇油菜 番茄豆腐汤	酸奶 香蕉
四	牛奶 1 袋 水煎包 青瓜木耳炒鸡蛋 玉米粥	燕麦米饭 虾仁豆腐 青菜炒萝卜 排骨汤	馒头 红烧带鱼 香菇油菜 黑米粥	酸奶 核桃
五	牛奶 1 袋 手抓饼 醋熘三丝 韭香炒蛋	米饭 山药炖排骨 香椿炒鸡蛋 海鲜疙瘩汤	花卷 麻婆豆腐 鲅鱼丸子 玉米蛋花汤	酸奶 腰果

（二）夏季食谱

星期	早餐	中餐	晚餐	课间加餐
一	牛奶 1 袋 水饺 煎鸡蛋 草莓 5~6 个	扬州炒饭 黑椒牛柳 蔬菜饼 青菜汤	金银卷 茄子肉丝 苦瓜三鲜汤 橘子	西瓜
二	牛奶 1 袋 肉包子 茶叶蛋 玉米粥 桃子	二米饭 鲅鱼丸子 鸡腿菇木耳菜 五彩银丝 水果汤	西红柿肉丝面 虾仁豆腐 金沙南瓜 苹果	芒果
三	牛奶 1 袋 鸡蛋薄饼 小花卷 炒绿豆芽 黄瓜 1 根	水饺 鱼香肉丝 木耳炒黄瓜片 绿豆粥	烧饼 炖刀鱼 炒芹菜干丝 青菜疙瘩汤	桃子
四	牛奶 1 袋 面包 煮鸡蛋 炒三丝 榨菜香菇汤	薏米米饭 麻鲜酥肉 香菇烧油菜 菠菜粉丝汤	馒头 葱头爆两样 青椒豆腐丝 紫菜虾皮汤	樱桃 5~6 个
五	牛奶 1 袋 糯米面馅饼 炝海带丝 西红柿炒蛋 香蕉 1 个	燕麦米饭 木须肉 酱焖茄子 绿豆汤	黑米面馒头 糖醋排骨 地三鲜 西红柿蛋花汤	西瓜

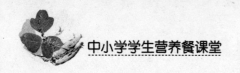

（三）秋季食谱

星期	早餐	中餐	晚餐	课间加餐
一	牛奶1袋 馒头、草莓酱 煮荷包蛋 辣味藕片 橙子	荞麦大米饭 糖醋带鱼 香菇菜心 酸辣汤	白菜肉包 虾皮冬瓜 绿豆汤	酸奶 橘子
二	牛奶1袋 荷叶饼 卤五香茶蛋 芹菜炖花生米 葡萄	花生米饭 莲藕红烧肉 葱花土豆泥 西红柿海带汤	豆沙包 肉末茄子 菠菜榨菜汤	酸奶 苹果
三	牛奶1袋 肉馅饼 咸鸭蛋 青炒三丝 鸭梨	红枣米饭 黄豆烧牛肉 木须冬瓜金针菇 紫菜蛋汤	金银卷 蒜香鱼片 清炒豆芽 小米粥	酸奶 香蕉
四	牛奶1袋 苹果酱花卷 煮荷包蛋 黄金豆腐 香蕉	黑白米饭 红烧鱼 红椒炒黄瓜 山药排骨汤	米饭 香菇黄花黑木耳肉片 西红柿炒鸡蛋 白萝卜海带汤	酸奶 橘子
五	牛奶1袋 酱肉包 清炒三丝 鹌鹑蛋 苹果	赤豆米饭 山药烧鸭 红椒炒花菜 香菇黄瓜汤	红豆小米大米饭 猪蹄炖黑木耳 红烧茄子 番茄豆腐汤	酸奶 香蕉

（四）冬季食谱

星期	早餐	中餐	晚餐	课间加餐
一	牛奶 1 袋 肉馅饼 卤鸡蛋 苹果	枣香玉米饭 红烧鸡块 圆白菜烧油豆腐 青椒土豆丝 裙带葱花汤	三合面花卷 山药炖羊肉 萝卜丸子汤	酸奶 橙子
二	牛奶 1 袋 虾皮馄饨 麻酱花卷 蒸蛋羹	肉丁包 糖醋鱼块 香干炒花菜 素炒萝卜丝 冬瓜粉丝汤	米饭 酱爆肉丁 青椒土豆丝 紫菜菠菜汤	酸奶 香蕉
三	牛奶 1 袋 海鲜面条 菜包 煮蛋 虾皮豆腐干炒黄瓜	红豆薏米饭 鲅鱼丸子 萝卜丝炒肉片 红枣莲子粥	豆沙包 菜椒榨菜肉丝汤 宫保鸡丁	酸奶 橘子
四	牛奶 1 袋 烧饼夹肉 虾皮炒绿豆芽 西红柿炒蛋 香蕉	米饭 红烧带鱼 腐竹烧胡萝卜 肉末炒雪菜 虾皮紫菜汤	葱花饼 鱼香肉丝 酸辣蛋汤	酸奶 橘子
五	牛奶 1 袋 芹菜猪肉包 豆腐脑 烤红薯 姜丝炒鸡蛋	花生米饭 红焖羊肉 炒藕片 胡萝卜羊肉汤	肉丁浇面 萝卜炖虾 海蛎子炖豆腐	酸奶 苹果

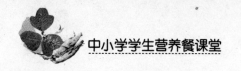
第六课　中高考期间学生的营养膳食

　　学生中高考期间既是拼智力又是拼体力的重要时期，学生的膳食组合相当重要。这里有四组膳食：（1）优质蛋白和高脂肪的膳食；（2）优质蛋白和维生素丰富的膳食；（3）优质蛋白和微量元素丰富的膳食；（4）优质蛋白和碳水化合物丰富的膳食。那么，我们应当选择哪个组合呢？正确的选择应当是（2），即优质蛋白和维生素丰富的膳食。

一、中高考期间学生膳食总的要求

　　中高考复习考试期间的生活和学习节奏较快，大脑活动处于高度紧张状态，在这种状态下，大脑对氧和某些营养素的消耗和需求比平时增加很多。而大脑良好的营养和功能状态主要依靠平时长期的膳食供给，因此，在复习考试期间主要补充大脑因消耗增加的营养素，如碳水化合物、维生素 C、B 族维生素以及铁。而且在此期间不应刻意注重"营养"而改变饮食习惯或进食过多，否则，反而影响大脑功能的发挥。切忌"大鱼大肉、大吃大喝"，应多吃淀粉类的主食。

二、中高考期间学生膳食九大饮食特点

1. 吃好一日三餐

早餐一定要吃好，如果不吃早餐或早餐吃得不好，将会产生终生无法挽回的后果。午餐一定要精而清淡，主食要足量。晚餐不要吃得太饱，要吃得清淡，吃些易消化、助排泄的食物。

考试期间不要喝咖啡、碳酸饮料和有色饮料，不吃死去的淡水鱼和不新鲜的海产品，不吃油炸或烧烤食品，也不要喝浓茶。

2. 摄入充足的食物

由于天气炎热，加上学习紧张，降低了学生的食欲。此时应选择孩子平时爱吃的食物，变换花样做得可口一些。主食数量充足，以保证充足的能量供应。含有 B 族维生素的杂粮、豆类对增进食欲会起到很好的作用。

3. 保证优质蛋白质的摄入

可选用鱼虾、瘦肉、肝、乌骨鸡、鸡蛋、牛奶、豆腐、豆浆等，这些食物不仅含有丰富的蛋白质，还富含钙、铁、维生素 A、维生素 B_2 等。鱼虾、贝类，尤其是深海鱼类含有丰富的 DHA。DHA 可以提高大脑功能，增强记忆。

4. 每天食用新鲜的蔬菜和水果

新鲜的蔬菜和水果中含有丰富的维生素 C 和膳食纤维。维生素 C 既可促进铁在体内的吸收，还可增加脑组织对氧的利用。这类食物还可帮助消化，增加食欲。

5. 注意色、香、味的搭配

食物的感观对孩子非常重要，色、香、味俱全的食物可促进消化液分

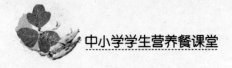

泌，增进食欲。

6. 适时补充能量和营养元素

有条件的话，临考前十分钟内，吃一块巧克力或其他甜品；考试期间，每天早晨吃两片维生素 C 和复合维生素 B。

7. 食品安全卫生问题尤其要重视

严格食材的购进，杜绝转基因食材。在复习考试期间，不要在街头小摊上买东西吃，不吃或少吃冷饮。家长可在家中准备一些绿豆汤、凉白开水或新鲜的水果等，供孩子解渴。在吃东西前将手洗干净，注意卫生，以免引起肠道传染病。

8. 给学生创造一个轻松、愉快的就餐环境

在进餐过程中谈一些轻松愉快的话题，有利于消化液的分泌和食物的消化。

9. 不可过分迷信和依赖"健脑品""益智品"等对智力和考试成绩的作用

因为人的智力受许多因素的影响，营养只是诸多因素之一，而各类天然食物中已经包含了人体所需的各种营养素。只要不挑食、偏食，就能满足身体和紧张学习的需要。

三、中高考期间学生膳食三段食谱举例

1. 考前一日食谱举例

餐次	配餐内容
早餐	馒头、酸奶、荷包蛋、炒黄瓜、红枣二米粥、香蕉
上午加餐	橙子
午餐	荞麦大米饭、花卷、香菇菜心、带鱼、豆腐丝瓜汤
下午加餐	西瓜
晚餐	绿豆粥、白菜蒸包、海米冬瓜

2. 考试期间一日食谱举例

餐次	配餐内容
早餐	麦片粥、包子、炒海带丝、咸鸭蛋、草莓
上午加餐	西瓜
午餐	大米饭、白菜猪肉蒸包、海米炒油菜、排骨冬瓜汤
下午加餐	橘子
晚餐	花卷、肉烧莴笋、清蒸鱼

3. 考试后一日食谱举例

餐次	配餐内容
早餐	二米红枣粥、腐竹丝、海带丝、咸鸭蛋、菜包子、西瓜
午餐	白米饭、鱼头炖豆腐、基围虾、香菇油菜、香蕉
晚餐	花卷、木耳炒肉丝、蒜蓉油麦菜
晚加餐	酸奶

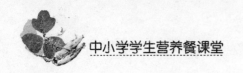

第七课　中小学生的合理
营养平衡膳食

　　中国居民膳食指南，主要是说日常膳食中怎么吃营养才较为合理。一位法国营养学家说："一个民族的命运是看他吃什么和怎样吃。"一般的吃法可概括为四种：（1）合理选择保健滋补品以调整食欲；（2）根据自己饮食习惯调整膳食结构；（3）选择市场高档食品以提高营养质量；（4）多种荤素、粗细食物合理搭配并适量地吃。我们认为，较为合理的膳食营养当数第（4）个，即多种荤素、粗细食物合理搭配并适量地吃。

一、中国居民膳食指南

1. 中国居民平衡膳食宝塔（2016）

　　膳食宝塔共分5层，宝塔各层面积大小不同，体现了五类食物推荐量的多少；每层宝塔的文字注释，提示了在能量需要量1600~2400千卡之间时，一段时间内健康成年人平均到每天的各类食物摄入量范围。若能量需要量水平增加或减少，食物的摄入量也会有相应变化。膳食宝塔图示还包括身体活动量、饮水量，强调增加身体活动和足量饮水的重要性。

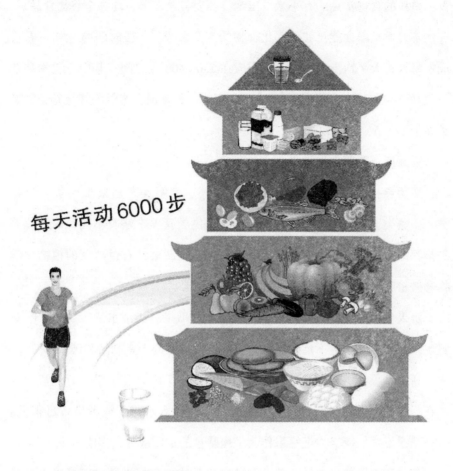

（1）食物种类及其摄入量

第一层：谷薯类食物

谷类包括小麦、稻米、玉米、高粱等及其制品，如馒头、烙饼、米饭、玉米面包、面包、饼干、麦片等。薯类包括马铃薯、红薯等。杂豆包括大豆以外的其他干豆类，如红小豆、绿豆、芸豆等。

杂豆本不是谷类，主要是因为我国有把杂豆当作"主食"的习惯，也常常"整粒"食用，与全谷物特征一致。全谷物保留了天然谷物的全部成

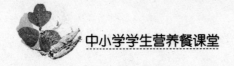

分，是膳食纤维、B 族维生素、矿物质及其他营养素的来源。我国传统膳食中整粒的食物常见的有小米、玉米、荞麦、燕麦等，均为全谷物食品。

谷薯类是膳食能量和碳水化合物的主要来源。一段时间内（如一周），成人每人每天平均摄入谷薯杂豆类应在 250~400 克之间，其中全谷物和杂豆类共 50~150 克，新鲜薯类 50~100 克。一般来说，米饭的能量是新鲜薯类能量的 1.5~2.0 倍左右。

第二层：蔬菜水果类

蔬菜包括嫩茎、叶、花菜类、根菜类、鲜豆类、茄果瓜菜类、葱蒜类、菌藻类、水生蔬菜类等，每类蔬菜提供的营养素略有不同。深色蔬菜是指深绿色、深黄色、紫色、红色等有颜色的蔬菜，有色蔬菜的植物化学物和微量营养素含量较高。

水果包括仁果、浆果、核果、柑橘类、瓜果、热带水果等。建议吃新鲜水果，在鲜果供应不足时可选择一些含糖量低的干果制品和纯果汁。

新鲜水果提供多种微量营养素和膳食纤维，蔬菜和水果各有优势，虽放在一层，但不能相互替代。很多人不习惯摄入水果，或者摄入量很低。这种习惯不好。应努力把水果作为平衡膳食的重要部分，多吃水果。

蔬菜和水果类是微量营养素和植物化学物的良好来源，应多摄入这两类食物。多吃蔬菜水果还是控制膳食能量摄入的良好选择。推荐成人每人每天的蔬菜摄入量范围为 300~500 克，深色蔬菜每天应达到 1/2 以上；水果 200~350 克。

第三层：鱼、禽、肉、蛋等动物性食物

常见的水产品是鱼、虾、蟹和贝类，蛋类包括鸡蛋、鸭蛋、鹅蛋、鹌鹑蛋、鸽蛋及其加工制品。肉类食品包括猪肉、牛羊肉、禽肉。此类食物富含优质蛋白质、脂类、维生素和矿物质。

尽管新鲜的动物性食品是优质蛋白质、脂肪和脂溶性维生素的良好来源，但由于肉类食物脂肪高、能量高，食用应适量。推荐每天鱼、禽、肉、蛋的摄入量共计 120~200 克之间。有条件可以优选水产品、禽类和鸡蛋，少吃畜肉和加工类肉制品。

第四层：奶类、大豆和坚果类

乳制品多种多样，包括液态奶、酸奶、奶酪、奶粉等；大豆类包括黄豆、黑豆、青豆，其常见的制品有豆浆、豆腐、豆腐干及千张等。乳类和大豆类是应多摄入的食物。

乳类和大豆类是蛋白质和钙的良好来源，也是营养素密度高的食物。推荐成人每天应摄入相当于鲜奶 300 克的奶类及奶制品。推荐大豆和坚果制品每日摄入 25~35 克。坚果包括花生、瓜子、核桃、杏仁、榛子等，由于坚果的蛋白质含量与大豆相似，富含必需脂肪酸和蛋白质，用作菜肴、零食等都是实现食物多样化的良好选择。建议每周摄入坚果 70 克（每天10 克）。

第五层：烹调油和盐

烹调油包括各种动植物油。植物油包括花生油、大豆油、菜籽油、芝麻油等。动物油包括猪油、牛油、黄油等。烹调油要多样化，经常更换种类，食用多种动植物油以满足人体对各种脂肪酸的需要。

食盐有碘盐和其他类型的盐。作为与慢性病相关的膳食因素，限制盐的摄入水平是我国防控高血压、心血管病等慢性病高发的长期目标。

应尽量减少油盐的食用。推荐每天烹调油不超过 25~30 克，食盐摄入量要小于 6 克。

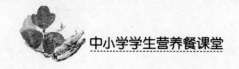

（2）运动和饮水

身体活动能有效地消耗能量，促进能量平衡和保持身体健康。鼓励养成天天运动的习惯，坚持一周5天中等体力强度活动，每次30分钟，如骑车、游泳等。成年人每天主动进行相当于6000步以上的身体活动，如骑车、跑步等。

水是食物消化吸收和营养素输送的载体，饮水不足会对人体健康带来危害。成年人每天应至少饮水1500~1700毫升（约7~8杯），在高温或强体力劳动的条件下，还需要适当增加。

膳食中的水如食物中的水、汤、粥、奶等，每天共计水摄入应在2700~3000毫升之间。

2. 平衡膳食餐盘

平衡膳食餐盘同样是膳食指南的核心内容的体现，膳食餐盘描述了一餐膳食中食物组成和大致重量比例，形象直观地展现了平衡膳食的合理组合与搭配。餐盘分成谷薯类、鱼肉蛋豆类、蔬菜、水果等四部分，蔬菜和谷物比重所占的面积最大，占比约27%~35%，提供蛋白质的动物性食品所占面积最少，约占总膳食重量的15%左右，餐盘旁的牛奶提示了奶制品的重要性。餐盘适用于2岁以上的健康人群。

按照餐盘的比例来搭配膳食，易于达到营养需求。餐盘上各类食物的比例简洁、直观、明了，易于我们理解日常餐盘里膳食搭配的构成比例，有助于消费者认识膳食中的谷物、蔬菜和水果等植物性食物为主体，以及奶制品的重要性。

中国居民平衡膳食餐盘如下图所示。

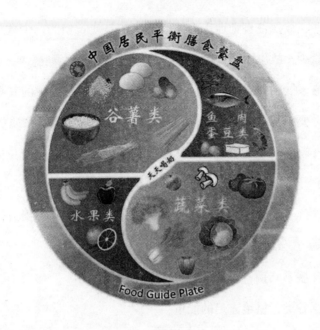

二、中国儿童和青少年膳食指南

1. 儿童膳食指南

（1）保证吃好早餐；

（2）少吃零食，饮用清淡饮料，控制食糖摄入；

（3）重视户外活动。

儿童是指6～12岁进入小学阶段的学龄孩子。他们独立活动的能力逐步加强，而且可以接受成人的大部分饮食。这个年龄段的孩子，在饮食上往往被家长误看作大人，其实他们仍应得到多方面的关心和呵护。

一般情况下，孩子应合理食用各类食物，取得平衡膳食。男孩子的食量不低于父亲，女孩子的食量不低于母亲。应该让孩子吃饱和吃好每天的三顿饭，尤其应把早餐吃好，食量宜相当于全日量的1/3。孩子每年的体重约增加2～2.5千克，身高每年可增高4～7.5厘米。身高在这一阶段的后

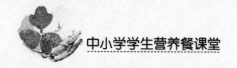

期增长得快些，故往往直觉地认为他们的身体是瘦长型的。少数孩子饮食量大而运动量少，故应调节饮食和重视户外活动以避免发胖。

除了不应该饮用碳酸饮料外，《中国居民膳食指南》中的其余原则也适用于儿童。要引导孩子吃粗细搭配的多种食物，富含蛋白质的食物如鱼、禽、蛋、肉应该丰富些，奶类及豆类应该充足些，并应避免偏食、挑食等不良习惯。

应该引导孩子饮用清淡的饮料，控制含糖饮料和糖果的摄入，养成少吃零食的习惯。

2. 青少年膳食指南

（1）多吃谷类，供给充足的能量；

（2）保证鱼、肉、蛋、奶、豆类和蔬菜的摄入；

（3）参加体力活动，避免盲目节食。

12岁左右是青春期开始，随之出现第二个生长高峰，身高每年可增加5~7厘米，个别的可达10~12厘米；体重年增长4~5千克，个别可达8~10千克。此时不但生长快，而且第二性征逐步出现，加之活动量大，学习负担重，其对能量和营养素的需求都超过成年人。

谷类是我国膳食中主要的能量和蛋白质的来源，青少年能量需要量大，每日约需400~500克，可因活动量的大小有所不同。蛋白质是组成器官增长及调节生长发育和性成熟的各种激素的原料。蛋白质摄入不足会影响青少年的生长发育。青少年每日摄入的蛋白质应有一半以上为优质蛋白质，为此膳食中应搭配充足的动物性和大豆类食物。

钙是构造骨骼的重要成分，青少年正值生长旺盛时期，骨骼发育迅速，需要摄入充足的钙。据全国营养调查资料表明，我国中小学生钙的摄人量普遍不足，还不到推荐供给量的一半。为此青少年应每日摄入一定量的奶类和豆类食品，以补充钙的不足。中小学生中缺铁性贫血也较普遍，有些青少年的膳食应增加维生素 C 的摄入以促进铁的吸收。青春发育期的女孩应时常吃些海产品以增加碘的摄入。

近年来，我国有些城市中小学生肥胖发生率逐年增长，已达 5%～10%。其主要原因是摄入的能量超过消耗，多余的能量在体内转变为脂肪而导致肥胖。青少年尤其是女孩往往为了减肥而盲目节食，引起体内新陈代谢紊乱，抵抗力下降，严重者可出现低血钾、低血糖，易患传染病，甚至由于厌食而导致死亡。正确的减肥办法是合理控制饮食，少吃高能量的食物如肥肉、糖果和油炸食品等，同时应增加体力活动，使能量的摄入和消耗达到平衡，以保持适宜的体重。

3. 中小学生零食营养的健康需求特点

零食是指两个正餐之间，也即在每天三餐以外食用的零星小食品或饮料。如果孩子在每天的一日三餐膳食中，未能获得可满足健康发育所需的某些营养素，可选择相应的健康零食加以补缺，以满足孩子营养需求和促进良好发育。

为指导广大儿童青少年、家长、抚养人或老师等能够正确认识健康零食的基本特点，使孩子能够合理选择、适时适度消费零食，确保他们良好的生长发育和智力发展，2007 年 9 月我国正式发布了《中国儿童青少年零食消费指南》。该《指南》适用于 3～17 岁的广大儿童和青少年，对其健康消费零食提出了以下一些基本原则：

（1）学会选购有益健康的零食，不要盲目跟随广告选择零食；

（2）选择新鲜、天然、易消化的零食；

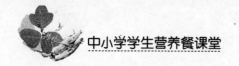

（3）多选奶类、果蔬类、坚果类的食物；

（4）少吃油炸、过甜、过咸的零食或饮料；

（5）每次吃零食应适量，避免、警惕无意识地吃零食过量；

（6）吃零食不要离正餐太近，睡觉前半小时避免吃零食；

（7）注意个人卫生及口腔清洁，少吃街头食品；

（8）吃零食前要洗手，吃完零食要漱口。

根据孩子健康发育的营养需求特点，在其生长发育和智力发展的特殊时期，不仅各种营养素的摄入量要达到需求平衡，还应考虑优质蛋白、多不饱和脂肪酸、钙、锌、铁、维生素 A 等与孩子健康发育特别相关营养素的补缺问题。因而，家长、老师和社会各界都应注重引导孩子，善于选择和食用富含这些营养素的零食，以促进他们更好地生长发育和智力发展。

4. 可选择的常见孩子健康零食

对于目前市场上琳琅满目的零食，对照《中国儿童青少年零食消费指南》基本要求，在指导孩子健康选择零食方面，可分为"可经常食用"、"适当食用"和"限制食用"三个级别。其基本要求与零食举例如下：

（1）可经常食用的健康零食：即为低脂、低盐、低糖类

谷类：如煮玉米、淡面包、全麦饼干等。

豆类：如豆浆（或豆奶）、豆腐花、非盐青豆、烤黄豆等。

肉类：如水煮蛋、不加任何调味品的水煮鱼片等。

奶制品：如纯鲜牛奶、酸奶等。

坚果类：如花生米、核桃仁、瓜子、大杏仁、松子、榛子等，因为这些坚果中富含的卵磷脂对儿童和青少年具有补脑健脑的作用。

果蔬类：新鲜并且是无污染的瓜果蔬菜是最好的零食。水果类如木

瓜、草莓、猕猴桃、芒果、苹果等。

薯类：如蒸土豆泥、烤红薯等。

饮料类：如鲜榨橙汁、西瓜汁、芹菜汁、胡萝卜汁等，由新鲜蔬菜瓜果榨出的汁是最好的饮料。

（2）可适当食用的一般零食：即为中等量脂肪、盐、糖类

谷类：朱古力饼、夹心饼干、月饼、蛋糕等，这是添加了脂肪、盐和糖的零食。

豆类：经过加工的豆腐卷、怪味蚕豆、卤豆干等。

肉类：茶叶蛋、鱼片干、牛肉干、火腿肉等，这些零食含有较多的食用油、盐、糖、酱油、味精等调味品。

奶制品：如奶酪、奶片等奶制品。

坚果类：如琥珀核桃仁、鱼片花生、盐焗腰果等，这些坚果"穿"上了糖或盐的"外衣"。

果蔬类：如海苔片、苹果干、葡萄干、香蕉干等，这些果蔬类已是用糖或盐加工过的果蔬干，营养方面已大打折扣。

薯类：如甘薯球、地瓜干等，这些已是添加了盐或糖后加工而成的。

糖果类：如黑巧克力、牛奶纯巧克力等，这些巧克力虽然营养相对丰富，但含有一定的脂肪、添加糖。

饮料类：如山楂饮料、杏仁露、乳酸饮料等，因为这些果汁中加了糖，其果汁含量仅为30%。

（3）限制食用的不利健康零食：即为高糖、高盐、高脂肪类

谷类：如膨化食品、巧克力派、奶油夹心饼干、方便面、奶油蛋糕等，含有较高脂肪、盐及糖分。

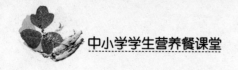

肉类：如炸鸡块、炸鸡翅等，这些是高能量、高脂肪、高蛋白，又是低矿物质、低维生素、低膳食纤维的零食。

奶制品：如全脂或低脂炼乳，含糖量太高。

果蔬类：水果罐头、果脯、枣脯等，这些是经过腌制而没有营养的水果。

薯类：如炸薯片、炸薯条等，长期摄取会导致孩子肥胖或有诱发糖尿病、冠心病、高脂血症的风险。

糖果类：如棉花糖、魔鬼糖、奶糖、糖豆、软糖、水果糖、话梅糖等。

饮料类：汽水、可乐等碳酸饮料，糖度高并添加了鲜艳色素。

冷饮类：冰棒、雪糕、各类冷冻饮品等，这些冷饮类营养结构不合理，并且对尚未发育完善的消化器官损害极大。

在选择各类"可经常食用"的零食时，还应注意察看不同零食的种类和营养特点，既要选择新鲜、天然、易消化的健康零食，更要选择有助于孩子健康发育、活跃大脑细胞和增强记忆力的零食。因而，在选择孩子零食时要观察其中优质蛋白、多不饱和脂肪酸尤其是亚油酸和卵磷脂的含量，还有维生素 A、钙、锌、铁等营养素的含量。

三、《学生营养餐指南》主要内容

中华人民共和国国家卫生和计划生育委员会于 2017 年 8 月 1 日发布了包括《学生营养餐指南》在内的 9 项推荐性卫生行业标准，该项标准自 2018 年 2 月 1 日起施行。

学生营养餐指南

1 范围

本标准规定了 6 岁~17 岁中小学生全天即一日三餐能量和营养素供给量、食物的种类和数量以及配餐原则等。

本标准适用于为中小学生供餐的学校食堂或供餐单位。

2 术语和定义

2.1 学生餐 school meals

由学校食堂或供餐单位为在校学生提供的早餐、午餐或晚餐。

2.2 带量食谱 quantified recipe

以餐次为单位，用表格形式提供的含有食物名称、原料种类及数量、供餐时间和烹调方式的一组食物搭配组合的食谱。

3 学生餐营养标准

3.1 全天能量和营养素供给量

不同年龄段学生的全天能量和营养素供给量见表1。

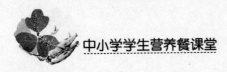
表1 每人每天能量和营养素供给量

能量及营养素（单位）	6 岁~8 岁		9 岁~11 岁		12 岁~14 岁		15 岁~17 岁	
	男	女	男	女	男	女	男	女
能量 kcal （MJ）	1700 （7.11）	1550 （6.48）	2100 （8.78）	1900 （7.94）	2450 （10.24）	2100 （8.78）	2900 （12.12）	2350 （9.82）
蛋白质（g）	40	40	50	50	65	60	75	60
脂肪供能比（%E）	占总能量的 20%~30%							
碳水化合物供能比 （%E）	占总能量的 50%~65%							
钙（mg）	750		850		950		800	
铁（mg）	12		14		18		18	
锌（mg）	6.5		8.0		10.5	9.0	11.5	8.5
维生素 A（μgRAE）	450		550		720	630	820	630
维生素 B$_1$（mg）	0.9		11.1		1.4	1.2	1.6	1.3
维生素 B$_2$（mg）	0.9		1.1		1.4	1.2	1.6	1.3
维生素 C（mg）	60		75		95		100	
膳食纤维（g）	20		20		20		25	
注：能量供给量应达到标准值的 90%~110%，蛋白质应达到标准值的 80%~120%。								

3.2 每人全天的食物种类及数量

一日三餐应提供谷薯类、新鲜蔬菜水果、鱼禽肉蛋类、奶类及大豆类等四类食物中的三类及以上，尤其是早餐。

不同年龄段学生的全天各类食物的供给量的标准见表2。

表2 每人每天食物种类及数量　　　　单位：g

	食物种类	6岁~8岁	9岁~11岁	12岁~14岁	15岁~17岁
谷薯类	谷薯类	250~300	300~350	350~400	350~400
蔬菜水果类	蔬菜类	300~350	350~400	400~450	450~500
	水果类	1500~200	200~250	250~300	300~350
鱼禽肉蛋类	畜禽肉类	30~40	40~50	50~60	60~70
	鱼虾类	30~40	40~50	50~60	50~60
	蛋类	50	50	75	75
奶、大豆类及坚果	奶及奶制品	200	200	250	250
	大豆类及其制品和坚果	30	35	40	50
植物油		25	25	30	30
盐		5	5	5	6

注1：均为可食部分生重。

注2：谷薯类包括各种米、面、杂粮、杂豆及薯类等。

注3：大豆包括黄豆、青豆和黑豆，大豆制品以干黄豆计。

3.3 三餐比例

早餐、午餐、晚餐提供的能量和营养素应分别占全天总量的25%~30%、35%~40%、30%~35%。

3.4 每人每天早餐的食物种类和数量

不同年龄段学生每人每天早餐的食物种类和数量见表3。

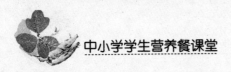

表 3　每人每天早餐的食物种类及数量　　　　单位：g

	食物种类	6 岁~8 岁	9 岁~11 岁	12 岁~14 岁	15 岁~17 岁
谷薯类	谷薯类	75~90	90~105	105~120	105~120
蔬菜水果类	蔬菜类	90~105	105~120	120~135	130~150
	水果类	45~60	60~75	75~90	90~105
鱼禽肉蛋类	畜禽肉类	9~12	12~15	15~18	18~21
	鱼虾类	9~12	12~15	15~18	15~18
	蛋类	15	15	25	25
奶、大豆类 及坚果	奶及奶制品	60	60	75	75
	大豆类及其制品和坚果	9	11	12	15
植物油		5	5	5	15
盐		1.5	1.5	1.5	2

3.5　每人每天午餐、晚餐的食物种类和数量

　　不同年龄段学生每人每天午餐、晚餐的食物种类和数量见表4。

表 4　每人每天午餐、晚餐的食物种类及数量　　　　单位：g

	食物种类	6 岁~8 岁	9 岁~11 岁	12 岁~14 岁	15 岁~17 岁
谷薯类	谷薯类	100~120	120~140	140~160	140~160
蔬菜水果类	蔬菜类	120~140	140~160	160~180	180~200
	水果类	60~80	80~100	100~120	120~140
鱼禽肉蛋类	畜禽肉类	12~16	16~20	20~24	24~28
	鱼虾类	12~16	16~20	20~24	20~24
	蛋类	20	20	30	30
奶、大豆类 及坚果	奶及奶制品	80	80	100	100
	大豆类及其制品和坚果	30	35	40	50
植物油		10	10	10	15
盐		2	2	2	2.5

4 配餐原则

4.1 品种多样

4.1.1 食物互换

在满足中小学生生长发育所需能量和营养素需要的基础上，参考附录A进行食物互换，做到食物多样，适时调配，注重营养与口味相结合。

4.1.2 谷薯类

包括米、面、杂粮和薯类等，可用杂粮或薯类部分替代米或面，避免长期提供一种主食。

4.1.3 蔬菜水果类

每天提供至少三种以上新鲜蔬菜，一半以上为深绿色、红色、橙色、紫色等深色蔬菜，适量提供菌藻类。有条件的地区每天提供至少一种新鲜水果。

4.1.4 鱼禽肉蛋类

禽肉与畜肉互换，鱼与虾、蟹等互换，各种蛋类互换。优先选择水产类或禽类；畜肉以瘦肉为主，少提供肥肉。每周提供1次动物肝脏，每人每次20g~25g。蛋类可分一日三餐提供，也可集中于某一餐提供。

4.1.5 奶类及大豆

平均每人每天提供200g~300g（一袋/盒）牛奶或相当量的奶制品，如酸奶。每天提供各种大豆或大豆制品，如黄豆、豆腐、豆腐干、腐竹、豆腐脑等。奶及奶制品可分一日三餐提供，也可集中于某一餐提供。

4.2 预防缺乏

参考附录B，经常提供下列矿物质和维生素含量丰富的食物：

——富含钙的食物：奶及奶制品、豆类、虾皮、海带、芝麻酱等。

——富含铁的食物：动物肝脏、瘦肉、动物血、木耳等；同时搭配富

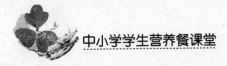

含维生素 C 的食物，如深绿色的新鲜蔬菜和水果。

——富含维生素 A 的食物：动物肝脏、海产品、蛋类、深色蔬菜和水果等。

如果日常食物提供的营养素不能满足学生生长发育的需求，可鼓励使用微量营养素强化食物，如强化面粉或大米、强化酱油或强化植物油等。

4.3 控油限盐

学生餐要清淡，每人每天烹调油用量不超过 30g；控制食盐摄入，包括酱油和其他食物的食盐在内，提供的食盐不超过每人每天 6g。

4.4 三餐时间

早餐以安排在 6：30-8：30、午餐 11：30-13：30、晚餐 17：30-19：30 之间进行为宜。

4.5 因地制宜

根据当地的食物品种、季节特点和饮食习惯等具体情况，结合中小学生营养健康状况和身体活动水平配餐。以周为单位，平均每日供应量达到标准的要求。参考附录 C，向学生和家长公布每天的带量食谱。

5 合理烹调

蔬菜应先洗后切。烹调以蒸、炖、烩、炒为主；尽量减少煎、炸等可能产生有毒有害物质的烹调方式。烹调好的食品不应存放过久。

不制售冷荤凉菜。

6 学生餐管理

学生餐相关从业人员应接受合理配餐和食品安全培训。在供餐学校及单位中开展形式多样的营养与健康知识宣传教育；并积极创造条件配备专职或兼职营养专业人员。

（附录 A、B、C 略）

第八课 中小学生营养"咨询站"

"健康中国 2030"规划纲要中提出提升健康素养问题，"咨询站"里的问题正是提升健康素养所必需。当你意识到你所摄取的食物有益于健康时，当你知道食物中含有多种身体发挥正常功能所需的营养时，你就会感觉到它非常美味，很好吃。让孩子们从小就学习营养知识，奠定健康的根基。

一、谁是我国学生营养午餐的奠基人

2004 年 4 月 12 日，在北京人民大会堂召开的"《于若木营养理念与实践》高层座谈会"上，时任国务委员彭珮云特别发来了一封热情洋溢的信。原农业部部长何康、国家食物与营养咨询委员会副主任蒋建平教授、中国营养学会理事长葛可佑教授等 10 多位专家在会上发出肺腑之言：于若木教授的营养理念与实践经验是指导我国食物与营养科学发展的重要财富，率先倡导在我国学校推行学生营养午餐，是我国学生营养午餐事业的奠基人。

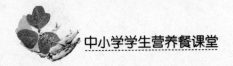

于若木教授是我国第一代国家领导人陈云的夫人，长年孜孜不倦地追求、研究和探索人民群众的营养与健康问题。早在1983年，于若木教授在《红旗》杂志上发表了具有战略性、前瞻性的重要论述"营养——关系人民体质的大事"。1987年，首先在杭州市进行了学生营养午餐的试验工作。在取得成功经验的基础上，呼吁各省市领导引起重视与支持学校营养午餐工作发展。

自1987年以来，于若木教授先后在北京以及各省市的重要会议或调研工作中，分别作了《发展学生营养午餐势在必行》《人类应当将他拥有的最好的东西给予儿童》《由学校提供营养午餐好处多》《位卑未敢忘忧国》《全社会都要重视中小学生的营养问题》《为了孩子的健康不能等待"明天"》《学生营养功在当代，惠及子孙》《一顿营养午餐可以强壮一代人》等30多个重要专题讲话。

1989年1月17日，于若木就有关"对学生营养问题给予关注"事宜，特别致函给全国各省市领导同志，希望各地父母官对学生营养问题引起高度重视，支持学生营养宣传和营养午餐的试点推广工作。在她有生之年的后10年中，善于抓住机遇向中央高层反映情况。当年江泽民总书记、温家宝总理为之先后对推广学生营养午餐、学生奶计划作过重要批示。

总之，于若木教授在倡导我国推行学生营养午餐方面，以毕生精力孜孜不倦呵护下一代，所取得的丰功伟绩有目共睹，是一位令人十分敬佩的学生营养午餐奠基人。

二、孩子营养需求量为何与成人一样多

根据"中国居民膳食营养素参考摄入量"推荐的不同年龄每日营养素

摄入量标准，即成人轻体力活动时的每日生理需求量为男 2400 千卡、女 2100 千卡，蛋白质的生理需求量为男 75 克、女 65 克。而11～13 岁孩子能量的生理需要量为男 2100 千卡、女 2000 千卡，蛋白质的生理需要量为男 70 克、女 65 克。14～17 岁能量的生理需要量为男 2400 千卡、女 2200 千卡，蛋白质的生理需要量为男女生均 75 克。由此可见，11～13 岁孩子每日的能量生理需要量已接近轻体力活动的成人，14～17 岁孩子每日的能量生理需要量已与轻体力活动的成人一样多，尤其是 14～17 岁女孩子的蛋白质生理需要量已超过了轻体力活动的成人。

另外如钙、铁、锌矿物质的生理需要量，轻体力活动成人每日的生理需要量分别为钙 800 毫克、铁 15 毫克、锌11.5～15 毫克。而 11～17 岁孩子每日生理需要量是钙 1000 毫克、铁 16～25 毫克、锌 15～19 毫克。由此可见，11～17 岁的孩子每日钙、铁、锌的生理需要量均超过轻体力活动成人，尤其是铁、锌的需要量几乎成倍超过轻体力活动成人的生理需要量。

又如维生素 A、维生素 B、维生素 C 的生理需要量，轻体力活动成人每日的生理需要量分别为维生素 A 700～800 毫克、维生素 B 1.2～1.4 毫克、维生素 C 100 毫克。而11～17 岁孩子每日生理需要量为维生素 A 700～800 毫克、维生素 B 1.2～1.5 毫克、维生素 C 100 毫克。由此可见，11～17 岁孩子每日维生素 A、维生素 B、维生素 C 的生理需要量，与轻体力活动成人是一样多的，尤其是维生素 B 还稍多于轻体力活动成人的生理需要量。

那么，11～17 岁孩子每日能量、蛋白质、矿物质、维生素等各种营养素的生理需要量，为何与轻体力活动成人的供给量要一样多呢？不难看出，就在此时此刻，对于正处在生长发育特殊时期的儿童和青少年，他们

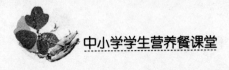

正在快速壮大的骨骼、奔腾生长的血液、飞跃发展的智力等等，正急需营养来支撑。只有给予他们满足基本健康发育需要的营养，才能实现他们更好地生长发育和智力发展的梦想。

再从师生大脑工作时间来比较的话，一个中学教师按每天上 3 节课加上备课、批改作业时间等一般不会超过 8 小时。而一个中学生每天除了要听好 7 节课以外，还要做好每门课程布置的作业，再加上对新课程的预习等，往往从每天早上五六点起床至晚上十一二点睡觉，相当于教师成倍多的大脑学习工作时间。更重要的是孩子同时还有生长需求的营养部分。

总之，对于生长发育阶段孩子的营养需求与成年人是基本一样多的。尤其是对于正在猛蹿个子的儿童和青少年，虽然他们现在的个子还没有成人那样高，但他们对营养的生理特殊需求是客观现实。

三、每例营养食谱调味品使用基本原则与要求

（1）油：每例营养午餐食谱用油总量不超过 10 克为宜。一般用植物油为主，但在烹调某些蔬菜时可以选用适量的动物油。油炸时油温不得超过 200℃，油炸时间不得超过 1 分钟，炸过食物的油不得连续使用 2 小时。

（2）食盐：每例食谱用盐量不超过 3 克，其中包括酱油、腌菜、味精中的盐含量。

（3）味精：尽量少用或不用，而应通过各种荤素食物合理搭配和选择相应的烹调方法来提升其自然美味。

（4）葱、姜、蒜：提倡选用葱、姜、蒜做调味料，以补缺由于某种荤菜食物搭配尚未达到的应有自然风味。

（5）辣椒：如设计有辣味的，应是微辣，以免损害胃肠黏膜而引发相

应病症。

（6）酱类：对于营养较丰富的芝麻酱、花生酱、胡萝卜酱、豆瓣酱等要酌情选用，以补缺相应的营养素。

（7）食品添加剂：不得添加任何食品添加剂，以免影响食物营养素被破坏或存在食品安全隐患问题。

（8）其他：如香菜、洋葱等食物倡导多用，以增加自然美味又补缺相应营养素。

四、各种营养素之间有无促进保护作用

对于蛋白质、脂肪、碳水化合物、矿物质、维生素、膳食纤维、水等七大营养素在体内的生理作用过程，并非互不相干地各自参与机体代谢，而是密切配合并互相之间具有促进保护作用。各种营养素之间的促进保护作用，具有以下 8 点密切协作关系：

（1）碳水化合物对蛋白质和脂肪的保护节省作用。如果碳水化合物供给充足，热能供给足量，可以使蛋白质不过多地作为单纯的供热原料消耗掉。

（2）碘通过甲状腺素影响三大营养素代谢。碘能参与甲状腺素合成，甲状腺素可调解能量代谢，促进蛋白质合成，影响三大营养素在体内代谢。

（3）钠离子促进葡萄糖吸收。由于葡萄糖的吸收是一种主动运转过程，而葡萄糖的吸收必须有钠离子参与，才能运载葡萄糖而被吸收。

（4）维生素 B_1 和维生素 B_2 能促进碳水化合物和整个机体代谢。维生素 B_1 参与碳水化合物的转换，维生素 B_2 参与体内氧化还原反应。因而，

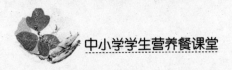

维生素 B_1、B_2 若是缺乏，可使糖类代谢以至整个物质代谢和能量代谢发生紊乱。

（5）维生素 D_3 对钙吸收的促进作用。维生素 D_3 是促进小肠黏膜细胞吸收钙的最重要的因素，对钙的吸收和利用起着决定性作用，二者是极为密切的依赖关系。

（6）维生素 C 对铁吸收的促进作用，铜对铁是促进其利用的作用。维生素 C 促进铁吸收的作用是非常明显和重要的，而铜也是铁的运转和利用所必需的。没有维生素 C 和铜营养的正常保障，铁的代谢是不能正常进行的。

（7）维生素 E、维生素 C 对维生素 A 的保护作用。维生素 E 和维生素 C 主要是作为强有力的抗氧化剂，能保护维生素 A 不被氧化破坏。

（8）锌可维护维生素 A 的代谢。锌使视黄醇氧化为视黄醛，促进维生素 A 发挥构成视紫质感受弱光的作用。

五、各种营养素之间有无抑制、制约作用

各种营养素之间的体内运转关系，并非是完全融洽的密切协作，也具有一定的互相抑制、制约作用。主要表现在以下三个方面：

（1）氨基酸之间的互相制约及平衡作用。对于 8 种必需氨基酸在数量上有合适的比例，才能被人体吸收利用。如果某一种必需氨基酸数量不足，其他 7 种必需氨基酸也不能充分利用。要是任何一种必需氨基酸或非必需氨基酸过量，也将引起氨基酸的不平衡，都将不能被充分利用。

（2）膳食纤维、脂肪对无机盐和微量元素的抑制作用。膳食纤维可以吸附钙、镁、铁、锌离子，其虽然数量较小，但亦可发生抑制吸收的作

用。膳食中的脂肪过多，可与钙形成钙皂，从而影响钙的吸收利用。

（3）微量元素之间的相互作用，有协同作用，也有拮抗作用。微量元素之间的拮抗作用，如二价铁加二价锌，二者的化学结构有近似之处，若一种数量过多会抑制另一种元素的吸收利用。过多的钙也会抑制铁的吸收。

六、各种营养素之间有无相互转换作用

在各种营养素之间既有促进保护作用，又有抑制、制约作用，也具有相互转换作用。即对某一种营养素在促进其他营养素的吸收、运送、利用的同时，也可转换成另一种营养素。已知可相互转换的营养素及转换形式有以下三个方面：

（1）氨基酸之间的转换。在体内蛋氨酸可以转换成胱氨酸，苯丙氨酸可以转换为酪氨酸。在相应的膳食中胱氨酸和酪氨酸充足时，可以节省蛋氨酸和苯丙氨酸。

（2）碳水化合物可以转变为脂肪。碳水化合物被机体吸收后，除被直接利用外，多余的则转变为甘油三酯，储存在脂肪细胞中备用，需要时甘油三酯就水解成脂肪酸，作为热能被机体利用。

（3）色氨酸可转变为尼克酸。色氨酸在体内可以转变为尼克酸，在尼克酸缺乏的情况下，可以成为补充尼克酸不足的重要途径。

另外，阳光的照射对人体维生素 D 的供给有重要作用。这是因为在人的皮肤和脂肪组织中有一种物质，叫 7-脱氢胆固醇，它经过阳光紫外线的直接照射后可转换成维生素 D。

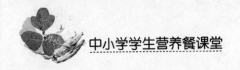

七、影响人体营养吸收的因素有哪些

在人体对摄入食物进行消化、吸收、利用和排泄的综合作用过程中，不同个体之间存在着较大的差异。其影响人体对食物营养吸收的因素主要有以下5个方面：

（1）饮食习惯。每个人在长期生活过程中，都会形成某种饮食习惯。如果突然改变又不能及时适应，就会发生消化系统紊乱。这种情况类似于人们常说的"水土不服"。

（2）消化功能。食物被人体消化，首先需要牙齿的咀嚼、舌头的运动以及消化酶的作用等。如果饮食囫囵吞枣、狼吞虎咽，就不能使食物充分和唾液混合。当未能在口腔中很好地进行机械性和化学性消化的粗糙食物进入胃时，就会影响食物在胃中消化，从而降低对食物营养的利用率。

（3）烹调加工。对食物讲究合理的加工烹调方法，有助于人体对食物的消化吸收和利用。色彩艳丽、做工精巧、香气扑鼻、口味鲜美、造型别致的营养菜肴，会对人体食欲产生刺激作用，从而引起旺盛的食欲并使营养吸收良好。

（4）进食时间。合理的饮食制度，可成为机体的条件刺激因素，形成机体对营养吸收的良好状态。如果因繁忙而在饮食上马虎从事，不定时、定量、定质等，可导致机体对营养吸收系统功能的紊乱状态。

（5）精神因素。保持愉快、舒畅的心情有利于食物营养素的消化吸收。同时，还要有一个舒适优美的环境，如光线充足、温度适宜、环境整洁、餐具餐桌卫生等，给人进食创造良好的环境气氛，可有利于机体对食物营养素的消化吸收。

八、学生厌食的常见原因有哪些

有的学生在每日三餐时，总是讨厌吃这吃那，即使是吃也很勉强地吃一点点。有个别的甚至一见到桌上的食物，就产生腻烦的情绪，从而抑制消化液的分泌。这种勉强的吃饭，由于胃肠道的不协调，甚至还可能刺激引起恶心呕吐。上述厌食现象，很可能是由于以下9种原因引起的：

（1）不良饮食习惯。学生常常因食无定时，饭无定量，使消化道失去正常的活动规律性，消化液分泌减少且紊乱，进而影响食欲。

（2）过多零食。学生常常零食无节制，尤其是过多吃糖果、巧克力、冷饮、高糖类糕点和罐头食品等，均会影响正常的口味，使正餐食欲不佳。又加上这些零食含糖量高，过食还可导致肥胖症。

（3）锌缺乏。学生体内锌缺乏不仅影响食欲，还可使生长发育迟缓，自发性味觉减退，创伤愈合不良，甚至反复性感染等。

（4）慢性病。如结核病、肾脏病、龋齿以及一些慢性口腔疾病等，都将影响大脑与进食有关的神经活动、消化液的分泌量，进而引起食欲减退和消化不良。

（5）追求苗条。对于高年级的学生尤其是女生，为了追求自己的身材苗条，进行了不适当的节食行为，久而久之造成厌食现象。

（6）菜肴乏味。由于每天食物的烹饪不当，使菜肴缺乏色、香、味、形、美等方面的良好食欲感觉，或每天菜肴的食物品种单一，从而削弱了学生对食欲的兴趣，以致引起厌食症。

（7）情绪不佳。有的家长喜欢在餐桌上询问功课，甚至于训斥孩子；或不得当地强迫孩子吃这吃那；或是让孩子边吃边玩、边看电视等等。这

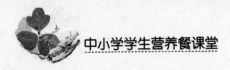

些都会影响孩子进餐时的情绪和注意力，进而影响孩子的消化吸收，导致厌食。

（8）溺爱迁就。由于家长过分地宠爱自己的"独苗苗"，家长往往吃饭时听从孩子的摆布，追赶着孩子将饭一口一口地喂。同时为了孩子吃好饭，又往往作了一个个的许愿。从而使孩子在随心所欲的同时，逐渐产生了对吃饭的厌恶心理。

（9）家庭的"遗传"因素。有些父母本身有一些不良挑食、厌食方面的饮食习惯，又不注意在孩子面前做些表率作用，从而在潜移默化中影响孩子，产生了厌食症。

九、有的学生为什么吃得多却不长肉

对于正处于生长发育阶段的中小学生，他们的身体由小到大，个子由矮到高，体重由轻到重的过程中，最为重要的基础就是营养。但有的学生尽管每天吃的食物很多，就是"不长肉"，这主要问题在于膳食结构不合理，盲目乱吃的结果；其次是可能患有某些疾病等原因。归纳起来主要表现在以下 6 个方面：

（1）偏食荤食少吃菜。有的学生每天以荤食为主，而很少吃瓜果蔬菜，造成蛋白质多，能量供给不足。这时，人体为了维持正常生命活动，只能消耗体内大量蛋白质来补充热能，所剩余的蛋白质就不可能满足长身体的需要了。

（2）偏食蔬菜少吃荤。有的学生每天以瓜果蔬菜为主，而对于各种动物性食物吃得很少。由于蛋白质供给量不足，造成"入不敷出"，也难以"长肉"。

（3）滥吃零食。有的学生零食吃得太多影响了消化功能，使正餐时消化吸收功能减弱，营养吸收减少。尤其对于爱吃含糖的零食孩子来说，将会抑制消化液的分泌，使食欲降低。

（4）肠道寄生虫感染。如蛔虫、钩虫、鞭虫等寄生虫，在生长发育过程中也消耗体内的营养，如每 26 条蛔虫每天剥夺体内蛋白质 4 克。所以尽管吃得很多，仍然不能满足"长身体"的需要。

（5）患慢性消耗性疾病。如肺结核病等，由于长期发热，慢性消耗，使"入不敷出"，加上食欲随之降低，致使食物量摄入减少，就不可能有多余的营养素在体内贮用。

（6）消化吸收与利用功能差。有的学生胃肠消化吸收功能较差，即使吃得很多但吸收不多。而有的学生，由于体内代谢的原因使利用率不高，当然也不能满足长身体的需要。

十、哪些营养素能健脑

科学家在对大脑功能与其各种因素的研究中发现，在决定大脑功能优劣的因素中，虽然有遗传、环境等条件，但起 80% 以上决定性作用的是营养。具有健脑作用的营养素，按其健脑作用的大小依次为脂肪、维生素 C、钙、碳水化合物以及蛋白质，维生素 B、A、E 等。

（1）脂肪为健脑的首要物质。脂肪可分为能源脂肪和结构脂肪两大类。能源脂肪存在于组织之内，并在身体各部位蓄积起来；而结构脂肪以细胞结构成分的形式存在于细胞之内。结构脂肪广泛存在于脑、肝、肺、心、脾、睾丸以及肌肉组织的细胞内，特别是构成脑细胞的重要成分。据研究，脑重的 50%~60% 是脂肪（除去水分的重量），并且脂肪在脑的复

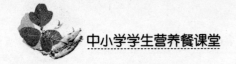

杂、精巧功能方面具有极其重要的作用。

（2）维生素C能使脑更为敏锐。维生素C既不直接构成脑实质，也不向脑提供活动的能源，它的作用就像保证发动机正常运转的润滑油，在促进脑细胞结构的坚固、清除细胞结构的松弛与紧缩方面起着重要作用。若维生素C不足，则容易使脑中的神经老化，血管发生堵塞、松弛、变细，进而导致脑细胞活动能力降低和功能障碍。

（3）钙能使脑持久工作。对于一个人能否最充分地发挥其能力，主要取决于这个人是否有持久而集中的注意力。钙能抑制脑神经的异常兴奋，如果脑神经细胞内保存充足的钙，则可使脑细胞正常地行使自己的职能，即便遇到较为严重的刺激，也可以泰然处之。

（4）碳水化合物是脑活动的能量来源。虽然大脑的重量仅为全身重量的2%，但脑所消耗的葡萄糖却达全身能量消耗总数的20%，那么多的葡萄糖在大脑中所起作用，正相当于使发动机运转的汽油。而无论发动机的性能优良，没有汽油也是不会运转的。

（5）蛋白质为智力活动的物质基础。蛋白质是脑细胞的主要成分之一，占大脑重量的30%~35%（除去水分外），仅次于脂肪的重量。蛋白质是脑细胞的兴奋和抑制过程的主要物质基础，在记忆、语言、思考、运动、神经传导等方面都有重要作用。与健脑关系最大的蛋白质氨基酸是谷氨酸，富含谷氨酸的常见食物依次是豆腐衣、腐竹、黄豆、黑豆、西瓜子、葵花子、花生、杏仁、鱼片、肉松等。

（6）维生素B族为智力活动的助手。维生素B族包括维生素B_1、B_2、B_6、B_{12}和尼克酸、泛酸等，它们在脑内的共同作用是帮助蛋白质的代谢。如维生素B严重不足会引起精神障碍，易烦躁，思想不易集中，难以保持精神安定。

（7）维生素 A 能保持脑细胞活力。维生素 A 在促进智力发展方面起重要作用。据最新的研究报道，儿童如长期缺乏维生素 A，则可引起智商低下。

（8）维生素 E 可保持脑细胞活力。因维生素 E 能防止不饱和脂肪酸的过氧化，防止脑陷入酸性状态，从而保持脑细胞的活力。

十一、怎样提高食物的消化吸收率

在食物中含有多种人体必需的营养素，这些营养素只有被人体消化吸收后，才能发挥其作用。不管是精米白面，还是鲜肉嫩菜，经过人的口腔、胃和肠的消化，使其分解成最简单的物质，然后再把这些物质吸收到肠壁血液中，这个过程就叫食物的消化吸收。人体对不同的食物吸收的多少是不一样的，即使相同的食物，在不同的条件下，吸收的多少也是不同的。那么，怎样才能提高食物的吸收率呢？

（1）要合理地选择与搭配食物。在食物选择与搭配方面，要在合理营养的平衡膳食前提下，尽量符合中小学生的兴趣口味特点，以适应生长发育阶段的充分消化吸收的目的。在食物的搭配上，提倡动物性食物与植物性食物混合吃。荤素搭配比单吃植物性食物消化吸收率高。因为动物性食物的蛋白质中易缺少蛋氨酸和胱氨酸，而植物性食物易缺少赖氨酸，两者同吃可以起到互补作用。不同种类的食物混合吃，如豆类与谷类同吃，豆煮稀饭，杂合粥、面，蔬菜加豆制品以及粗细粮混吃等都将起到营养互补的作用。

（2）要重视食物的合理加工。在食物的加工制作方面，首先要把食物

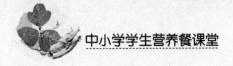

烧透做熟。这样既杀死了粘附在食物上的各种有害微生物，同时，又因食物在加工中发生物理化学变化，成了易消化的半成品。为了充分利用食物中的各种营养素，对食物要采用最科学的烹调方法，如大豆含有丰富的蛋白质，干炒大豆其味虽香，但消化率只有 60%；相反，如把它做成豆浆、豆腐等豆制品，则消化率可提高到 90% 以上。

有了符合人体口味的食物，还要细嚼慢咽。把食物咀嚼得越细，越能促使唾液、胃液的大量分泌，以扩大食物与消化液接触的机会，有利于进行充分的分解和吸收。

（3）要定时定量地饮食。饮食的定时定量对消化吸收率的影响也很大。一个人如果有相对固定的饮食时间，消化腺的分泌和消化道的蠕动也就随之形成规律运动。食欲就会自觉地在饮食时间产生，食物进入消化道时则消化道能及时地分泌消化液。如果在短时间内过量食物进入胃肠，不仅影响胃肠的蠕动，还会影响到食物与消化液的接触机会，使消化液的分泌供不应求，从而影响消化吸收。

（4）要注意进食时的精神状态。人的精神状态直接影响食物的消化吸收率，这是因为人体的一切器官都受大脑的指挥，消化器官的运动和消化腺的分泌活动也不例外。如果一个人在忧愁、愤怒等情绪中，即使胃肠蠕动剧烈，面对富有营养又是自己喜食的食物，也不会有进食的欲望。这是由于大脑抑制了消化腺的分泌活动的缘故。

（5）要有一个良好的进食环境。在进餐时要有一个空气新鲜、卫生整洁、光线良好、环境优雅的就餐环境，使就餐者一心一意精力集中地就餐。这样吃下去的食物就将消化得快，吸收得多。如果进食环境的空中蝇飞尘扬、地上污水积存、满屋的嘈杂声响，人的思想就会产生厌烦情绪，本来已出现的食欲就会随之减退，其消化吸收率肯定大为下降。

影响食物消化吸收的因素是多方面的，除上面谈到的几点外，还有在饭前酗酒、吃过多的油脂和甜食、饭前饭后剧烈运动、吃汤泡饭、饭后大量饮水，以及吃过热、过于粗糙和霉烂变质的食物等等。只有按照平衡膳食的合理营养要求，讲究科学的营养吃法，才能吃出个跨世纪人才竞争的强者。

十二、大蒜为何被称为"保健卫士"

有的孩子虽然比较喜欢吃大蒜，但又很讨厌吃大蒜。其主要理由是厌恶吃大蒜后所产生的那股难闻气味，常被同学取笑或是闻而远之。大蒜虽然存在这样一个缺点是事实，但殊不知，大蒜具有防治肠胃道疾病、心血管疾病乃至防癌抗癌方面的多种防病保健作用，因而常被医学家誉为"保健卫士"。

大蒜又名葫蒜，为百合科葱属植物蒜的鳞茎，是多年生宿根草本植物，原产于亚洲西部高原，栽培起源于两千多年前，自古以来就是民间的健身、调味佳品，在国内外均有悠久的历史。古希腊运动员就曾以大蒜作为保健食品；古罗马的普利尼曾用大蒜治疗伤风、哮喘、麻疹、惊厥等疾病，取得异乎寻常的效果；印度医生发现常吃大蒜能使智力增强、嗓音宏亮。这是由于大蒜除了含有丰富的蛋白质、脂肪、碳水化合物、钙、铁、维生素 B 族、胡萝卜素等营养外，还具有以下一些特殊的防病保健作用：

（1）大蒜含有的大蒜素是一种植物杀菌素，曾被称为"土生土长的抗生素"，可有效防治肠炎、痢疾、流感和流脑等夏秋季肠道传染病及冬春季呼吸道传染病的发生。

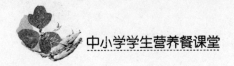

（2）大蒜素对伤风感冒、支气管炎、咽喉炎、扁桃体炎等也有积极的防治作用。

（3）大蒜素可激活巨噬细胞，刺激体内产生抗癌干扰素，增强机体免疫力。

（4）大蒜素可使癌细胞环化腺苷酸水平升高，以调动机体内抗癌因子去抑制肿瘤细胞的过度生长和繁殖。

（5）大蒜素还可阻断亚硝胺的合成，抑制亚硝胺盐（强致癌物）的吸收。

（6）在大蒜中所含有一些配糖体等物质，能起到降血压作用，还能降低血液中的胆固醇，可预防卒中（中风）、心肌梗死及冠状动脉硬化等心血管疾病的发生。

（7）大蒜还能使神经系统的新陈代谢正常，有防治神经性疼痛的功效。

由于大蒜具有以上诸多防病保健的神奇功效，实为名符其实的"保健卫士"。近年来在世界各国掀起了"大蒜食品研究开发热""大蒜保健食品消费热"等，先后开发出了大蒜精油、无臭大蒜酒、大蒜枸杞饮料等，受到国内外大众营养保健者的广泛青睐。

十三、为什么说少盐少糖有益健康

糖是一种纯热能食物，对人体除了提供热能以外，不含或很少含有其他的营养素。少量吃点糖以补充适量的热能，使人体热能的需要与消耗相一致，则有益于人体健康。但是，如果糖摄入过多，可使多余的热能转化为脂肪积存在体内，同时使血液中的中性脂肪增多。过多的中性脂肪和胆固醇沉积在动脉壁上，就会造成动脉粥样硬化，易患高血压、冠心病等。吃糖过多还会产生饱腹感影响食欲，从而使其他营养素的摄入减少，尤其是在饭前吃糖或甜食，对身体的影响更大。

多吃糖和甜食，还能减少骨骼和牙齿的钙含量，容易发生骨质疏松，造成骨折、龋齿等。

食盐的成分是氯化钠，"氯"是胃酸的成分之一，能活化唾液淀粉酶，帮助对淀粉类食物的消化，在维持体液酸碱平衡方面起着重要作用。"钠"离子对肌肉收缩、心脏搏动、保持血流通畅、维持体内渗透压都有十分重要的意义。人体在正常情况下，每天只要摄入 3 ~ 5 克的食盐就能满足正常生理需要了。但是，在人们日常膳食中每天对食盐的摄入量为 10 ~ 15 克，有的甚至达到 20 克之多。

食盐过量，人体内钠盐积聚过多，渗透压发生变化。人体为保持一定的渗透压，就要吸收大量水分，这样使血液容量也增多，从而加重了心脏、肾脏负担，如果排泄受阻，体内水、钠潴留，还会引起水肿。食盐过量还与高血压有很大关系，即盐摄入量越多其高血压患病率越高。并且，食盐过量还是脑卒中的一个重要原因。

为此，世界卫生组织建议每人每日食盐用量不超过 6 克为宜。《中国居民膳食指南》要求每人每日低于 6 克。并且，钠的来源除食盐外还包括酱油、咸菜、味精等高钠食品以及含钠的加工食品等。因此，为了孩子的身体健康，务必要控制对食盐的摄入量。

十四、为什么说吃这些食物会变"笨"

一个人智商的高低先天因素具有绝对的优势，但随着科学的不断发现

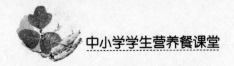

探索，发现人的智商与饮食有着非常大的关系。很多研究已经被证实，有些食物经常吃，不仅有损智商还有致癌的风险，下面就看看吧。

（1）甜饮料。常喝甜饮料不仅容易促进肥胖、增加患糖尿病的几率、影响钙的吸收，还会损伤大脑功能，危害神经健康，干扰记忆力。

（2）爆米花。在加热的过程中会散发出一种名为二乙酰的物质，这种物质可以诱发癌症等多种疾病。特别是街头爆米机崩出的爆米花，含铅量极高。

爆米花在高压加热的过程中，一部分铅就会变成蒸汽和铅烟吸附在疏松的米花上。而人体吸收铅之后，就会危害神经、造血和消化等系统，极易发生慢性铅中毒。

（3）臭豆腐。在发酵过程中会产生甲胺、腐胺、色胺等胺类物质以及硫化氢。它们具有一股特殊的臭味和很强的挥发性，多吃对健康并无益处。还有胺类物质存放时间长了，还可能与亚硝酸盐作用，生成强致癌物亚硝胺，应少吃为好。

（4）薯片。常吃大量的薯片会使人体摄入过多的能量，不仅造成肥胖，还容易上火。薯片在反复油炸的过程中会产生很多有害物质，损伤智力，损害大脑神经细胞。

第九课　中小学生常见营养缺乏与营养过剩导致的病症

営养失衡对机体产生的不利影响最初是潜在性的，经过较长时间的生物化学和功能性的改变，最后才能以各种形式的营养性疾病表现出来。

一、常见营养缺乏对学生健康的影响

1. 蛋白质缺乏

（1）影响大脑发育；

（2）生长发育迟缓；

（3）血量减少，贫血；

（4）对传染病抵抗力降低；

（5）创伤、骨折不易愈合；

（6）病后恢复缓慢；

（7）营养性水肿、腹泻、皮肤过度角化或剥脱；

（8）头发细软、稀少等。

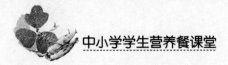

2. 脂肪缺乏

(1) 容易患维生素 A、D、K、E 等脂溶性维生素缺乏症；

(2) 影响皮肤的光泽和弹性，可出现皮肤干燥、脱屑，头发干脆易脱落等；

(3) 影响大脑细胞的正常发育；

(4) 使雌激素合成受到限制，影响月经来潮，甚至经量稀少或闭经，还会为中年以后的骨质疏松埋下隐患等。

3. 碳水化合物缺乏

(1) 生长发育迟缓，体重减轻；

(2) 易疲劳；

(3) 学习工作能力下降；

(4) B 族维生素缺乏；

(5) 胃肠道结构损害和功能障碍等。

4. 钙缺乏

(1) 骨骼、牙齿发育不良；

(2) 骨密度低下，骨质疏松，骨脆性增大；

(3) 1 岁以内的婴幼儿常伴有手足抽搐、夜啼、多汗、厌食、烦躁等；

(4) 佝偻病；

(5) 生长发育迟缓；

(6) 学习工作时注意力不易集中等。

5. 磷缺乏

(1) 骨骼、牙齿发育不良；

(2) 骨质疏松、骨质软化病、软骨病；

（3）容易骨折。

6. 氟缺乏

（1）引起龋齿；

（2）影响牙齿和骨骼的发育等。

7. 铁缺乏

（1）血红蛋白减少、贫血、易疲劳；

（2）影响身体发育和智力发育；

（3）免疫功能和抗感染能力低下；

（4）指（趾）甲缺乏光泽、薄、脆、易断；

（5）抗寒能力降低；

（6）月经紊乱；

（7）上课注意力不集中，易烦躁等。

8. 锌缺乏

（1）生长发育迟缓，性发育障碍；

（2）特发性味觉低下，异食癖如吃泥、砖、玩具等异物；

（3）容易感染；

（4）伤口愈合缓慢；

（5）智商低下；

（6）免疫功能减退等。

9. 碘缺乏

（1）引起单纯性甲状腺肿，即粗脖子症；

（2）导致智力低下；

（3）聋哑；

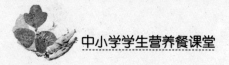

（4）斜视；

（5）运动功能障碍；

（6）如母体缺碘可使婴儿患克汀病；

（7）引起乳腺癌。

10. 硒缺乏

（1）克山病、大骨节病；

（2）各种心血管疾病；

（3）免疫力下降；

（4）导致甲状腺激素代谢疾病；

（5）可产生白内障等。

11. 维生素 A 缺乏

（1）引起夜盲症（即鸡盲眼）；

（2）眼结膜、角膜干燥、角膜软化、溃疡等；

（3）皮肤干燥、脱屑等；

（4）对传染病抵抗力下降；

（5）骨组织停止生长，发育迟缓；

（6）牙齿易发生裂纹并容易发生龋齿；

（7）免疫功能低下等。

12. 维生素 D 缺乏

（1）儿童软骨病；

（2）出现"O"型腿或"X"型腿；

（3）成人的骨质软化病；

（4）骨质疏松；

（5）近视；

（6）手足抽搐等。

13. 维生素 B_1 缺乏

（1）神经炎、脚气病；

（2）心脏扩大；

（3）肌肉萎缩；

（4）水肿；

（5）肢体远端感觉障碍，呈手套样或袜套样；

（6）记忆力丧失、产生幻觉；

（7）发育迟缓。

14. 维生素 B_2 缺乏

（1）口角溃疡、唇炎、舌炎；

（2）脂溢性皮炎；

（3）角膜炎；

（4）阴囊炎；

（5）视力模糊、畏光、流泪、视力疲劳、角膜充血等。

15. 维生素 B_6 缺乏

（1）脂溢性皮炎；

（2）小儿可出现生长停止、烦躁、抽搐、呕吐、腹痛等症状，严重时会出现惊厥；

（3）偶见小细胞性贫血。

16. 维生素 B_{12} 缺乏

（1）巨幼红细胞贫血；

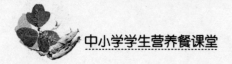

(2) 舌、口腔、消化道的黏膜发炎等。

17. 尼克酸缺乏（尼克酸又叫烟酸，或维生素 B_3 或维生素 PP）

(1) 舌炎；

(2) 皮炎；

(3) 癞皮炎；

(4) 食欲缺乏、消化不良、呕吐、腹泻；

(5) 头痛、头晕、记忆力减退；

(6) 下肢无力、四肢麻木等。

18. 叶酸缺乏（叶酸又叫维生素 M，或维生素 Bc 或维生素 B_9）

(1) 婴儿神经管畸形；

(2) 舌头红肿疼痛、口腔炎、没有食欲、容易腹泻；

(3) 贫血；

(4) 儿童营养不良、生长迟缓等。

19. 维生素 C 缺乏

(1) 坏血病；

(2) 齿龈发肿、流血、腐烂；

(3) 牙齿松动；

(4) 骨骼脆弱、坏死；

(5) 毛细血管脆弱、皮下出血、贫血；

(6) 伤口愈合缓慢、水肿；

(7) 免疫功能低下。

二、常见营养过剩对学生健康的危害

1. 蛋白质过剩

（1）大便干燥；

（2）加重肾、肝负担；

（3）导致脑细胞发生能源危机，对脑功能造成损害；

（4）对血管内皮细胞造成损害；

（5）造成钙质丢失，易发生骨质疏松；

（6）使体内嘌呤积存过多引起痛风性关节炎等。

2. 脂肪过剩

（1）消化不良，腹泻；

（2）食欲缺乏；

（3）肥胖；

（4）会促进铅的吸收；

（5）增高血液中胆固醇的含量；

（6）易引起动脉硬化；

（7）会引起高脂血症、冠心病；

（8）会形成脂肪肝；

（9）会导致恶性肿瘤的危险因素。

3. 碳水化合物过剩

（1）龋齿；

（2）肌肉松软；

（3）食欲缺乏，营养不良；

（4）加重糖尿病的病情；

（5）促进冠心病的发生和发展等。

4. 钙过剩

(1) 增加肾结石的危险性；

(2) 抑制铁的吸收；

(3) 妨碍磷的吸收；

(4) 降低锌的生物利用率；

(5) 导致囟门过早闭合，限制大脑发育；

(6) 骨骼提前愈合，影响生长发育；

(7) 皮肤粗燥、钙化；

(8) 早衰等。

5. 磷过剩

妨碍钙的吸收，可引起肝组织坏死和脂肪肝。

6. 钠过剩

(1) 口渴、烦躁、精神恍惚；

(2) 肾功能受损；

(3) 加重或产生高血压；

(4) 产生水肿；

(5) 增加心脏负担；

(6) 增加胃癌发生的危险性。

7. 铁过剩

(1) 食欲缺乏；

(2) 呕吐、腹泻；

(3) 消化道出血；

(4) 大便异常；

(5) 皮肤色素沉着；

（6）易诱发肝硬化、糖尿病、心脏疾病等。

8. 氟过剩

（1）可引起氟斑牙；

（2）骨质异常，早期表现为四肢脊柱关节持续性疼痛，进而关节活动障碍，僵直变形；

（3）损害神经系统。

9. 碘过剩

（1）高碘性甲状腺肿；

（2）甲亢；

（3）慢性淋巴细胞性甲状腺炎；

（4）促进甲状腺癌的发展。

10. 维生素 A 过剩

（1）头昏、头痛；

（2）呕吐；

（3）毛发稀少；

（4）婴儿前囟隆起；

（5）烦躁、皮肤瘙痒、口唇干裂；

（6）如严重过量引起中毒时，可导致呼吸麻痹，甚至死亡。

11. 维生素 D 过剩

（1）食欲缺乏；

（2）呕吐、口渴、多尿；

（3）血钙过高；

（4）组织钙化；

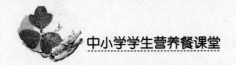

（5）影响体格和智力发育，严重者可致死亡。

12. 维生素 E 过剩

（1）视觉模糊、头痛、极度疲乏；

（2）损害凝血机制，使用抗凝药物或维生素 K 缺乏的人不宜使用维生素 E。

13. 维生素 B_6 过剩

（1）诱发周围感觉神经疾病，出现共济失调、腱反射消失等症状；

（2）疼痛；

（3）变形性皮肤损伤；

（4）孕妇长期服用维生素 B_6，会使婴儿患上维生素 B_6 依赖症。

第十课　预防食物中毒

　　检验一个学生营养餐生产企业是否具有"含金量"，首当其冲的是安全、美食和营养。而安全又绝对是第一位的。它是学生营养餐企业生存的前提和根基。因此，作为一个学生营养餐的生产企业要把安全当作自身工作的重中之重，严把从田间到餐桌的每一步的安全关卡。

一、食物中毒的概念

　　食物中毒，系指摄入了含有生物性和化学性有害物质的食品，或把有毒有害物质当作食物摄入后出现的非传染性急性或亚急性疾病。因此，食物中毒既不包括因暴饮暴食而引起的急性胃肠炎、食源性肠道传染病（如伤寒）和寄生虫病（如旋毛虫猪囊尾蚴病），也不包括因一次大量或长期少量摄入某些有毒、有害物质而引起的以慢性毒害为主要特征（如致癌、致畸、致突变）的疾病。

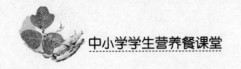

二、食物中毒的特点

食物中毒发生的原因各不相同，但发病具有如下共同特点：

第一，发病呈爆发性，潜伏期短，来势急剧，短时间内可能有多数人发病，发病曲线呈上升的趋势。

第二，中毒病人一般具有相似的临床表现，常常出现恶心、呕吐、腹痛、腹泻等消化道症状。

第三，发病与食物有关，患者在近期内都食用过同样的食物，发病范围局限在食用该有毒食物的人群，停止食用该食物后很快停止，发病曲线在突然上升之后即突然呈下降趋势，无余波。

第四，食物中毒病人对健康人不具传染性。

食物中毒全年皆可发生，但第二、第三季度是食物中毒的高发季节，尤其是第三季度。

在我国引起食物中毒的各类食物中，动物性食品引起的食物中毒较为常见，占50%以上。其中肉及肉制品引起的食物中毒居首位。

三、食物中毒的分类

食物中毒按病原物质可分为以下四类：

第一类，细菌性食物中毒，主要有沙门菌食物中毒、变形杆菌食物中毒、副溶血性弧菌食物中毒、葡萄球菌肠毒素食物中毒、肉毒梭菌食物中毒、致病性大肠杆菌食物中毒等。

第二类，有毒动植物中毒，指误食有毒动植物或摄入因加工、烹饪不当未除去有毒成分的动植物食物而引起的中毒，如河豚鱼中毒、鱼类引起

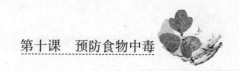

的组胺中毒、毒蕈中毒、四季豆中毒等。

第三类，化学性食物中毒，指误食有毒化学物质或食入被其污染的食物而引起的中毒，发病率和死亡率均比较高，如某些金属或类金属化合物、亚硝酸盐、农药等引起的中毒。

第四类，真菌毒素和霉变食物中毒，如赤霉病麦、霉变甘蔗引起的中毒。

四、细菌性食物中毒及其预防

细菌性食物中毒是由于吃了含有大量细菌或细菌毒素的食物而引起的中毒，是食物中毒中最常见的一类。主要表现为急性肠胃炎，是夏秋季节预防发生食物中毒的主要中毒种类。

细菌性食物中毒发生的基本条件是：①细菌感染食物；②在适宜的温度、水分、pH 值及营养条件下，细菌急剧大量繁殖或产毒；③进食前食物加热不充分，未能杀灭细菌或破坏其毒素。

常见的细菌性食物中毒有如下几种：

1. 沙门菌食物中毒

沙门菌食物中毒是由沙门细菌引起的，此菌常见于人及其他温血动物的粪便中，在外界环境中存在比较广泛，污染食物机会较多，如食品在生产、加工、运输、销售等过程中极易遭到此细菌的污染。

中毒初期表现为头痛、恶心、食欲不振，以后出现呕吐、腹泻、腹痛、发热，重者可引起痉挛、脱水、休克等。

预防沙门菌食物中毒的措施有以下几种：

（1）防止传染。严禁使用病死畜禽，严格执行生熟食品分开制度。

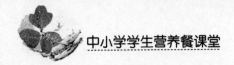

（2）高温杀灭。食品食用前应充分加热处理，如烹调时肉块不宜过大、禽蛋煮沸 8 分钟以上等。

（3）控制繁殖。沙门菌繁殖的最适温度为 37℃，但在 20℃以上即能大量繁殖，因此低温储存食品是一项重要的措施。冷藏食品如果控制在 5℃以下，并做到避光、断氧，则效果更好。

2. 副溶血弧菌食物中毒

副溶血弧菌是一种嗜盐性细菌。存在于近岸海水、海底沉积物和鱼、贝类等海产品中。人类中毒多因摄入海产品及被海产品污染的含有一定盐类的食物。中毒多发生在 6~9 月份高温季节，海产品大量上市时。

中毒表现潜伏期 1~48 小时。发病急。主要症状为恶心、呕吐、腹泻、腹痛、发热，尚有头痛、多汗、口渴等症状。严重者失水、休克、昏迷。

预防副溶血弧菌食物中毒的措施有以下几种：

（1）停止食用可疑中毒食品。

（2）加工海产品，如鱼、虾、蟹、贝类一定要烧熟煮透。蒸煮时需加热 100℃，30 分钟。海产品甲盐渍也可有效杀死细菌。

（3）烹调或调制海产品生冷拼盘时可加适量食醋。如海蜇应充分洗净并置食醋中浸泡 10 分钟或 100℃沸水漂烫数分钟，然后加料拌食。

（4）加工过程中生熟用具要分开，宜在低温下储藏。对烹调后的鱼虾和肉类等熟食品，应放在 10℃以下存放，存放时间最好不要超过两天。

（5）剩饭剩菜食用前应回锅加热热透。

3. 肉毒梭菌毒素食物中毒

肉毒梭菌主要存在于土壤、江河湖海的淤泥及人畜类粪便中。污染食品后在厌氧条件下可产生肉毒毒素，食用后可引起毒素中毒。四季均可发生中毒，多发生在冬、春季节。

肉毒表现可潜伏数小时至数天。发病率高。轻者头晕、无力、视物模糊，重者步态不稳、吞咽困难、呼吸困难，可引起死亡。

预防肉毒梭菌毒素食物中毒的措施有以下几种：

（1）停止食用可疑中毒物品。

（2）自制发酵酱类时，原料应清洁新鲜，腌前必须充分冷却，盐量要达到14%以上，并提高发酵温度。要经常日晒，充分搅拌，使氧气供应充足。

（3）不吃生酱。

（4）肉毒梭菌毒素不耐热，加热80℃经30分钟或100℃经10～20分钟，可使各型毒素破坏，所以对可疑食品进行彻底加热是破坏毒素预防肉毒梭菌毒素中毒的可靠措施。

五、有毒动植物中毒及其预防

1. 鱼类引起的组胺中毒

引起此类中毒的鱼大多是含组胺高的鱼类，主要是海产鱼中的青皮红肉鱼类，如金枪鱼、秋刀鱼、竹荚鱼、沙丁鱼、青鳞鱼、金线鱼、鲐鱼等。当鱼不新鲜或腐败时，鱼体中游离组胺酸红脱羧酶作用产生组胺。当组胺积蓄至一定量时，食用便可引起中毒。

中毒表现，潜伏期5～240分钟。主要症状为脸红、头晕、头疼、心慌、脉速、胸闷和呼吸窘迫等，也有病人瞳孔散大、恶心、呕吐，发病快，偶有死亡。

预防鱼类引起的组胺中毒措施有以下几种：

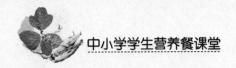

（1）不吃腐败变质的鱼，特别是青皮红肉的鱼。购冷藏或冷冻的鱼要有较高的鲜度。

（2）选购鲜鲐鱼等要特别注意新鲜，及时烹调，如盐腌去内脏、洗净，用水浸泡 4~6 小时，不宜油炸或油煎。

（3）有过敏性疾病者，以不吃此类鱼为宜。

2. 毒蕈中毒

蕈类通称蘑菇，属直菌类，自古以来就是一种珍贵的食品，且具有较高的营养价值和食用价值。我国菌类很多，可食用的近 300 种，有毒的约有 100 种，可致人死亡的至少有 10 余种。

毒蕈中毒的临床表现复杂多样，因毒蕈种类不同，其有毒成分临床表现也不同。目前可分为胃肠炎型、神经精神型、脏器损害型、溶血型、日光性皮炎型。

（1）胃肠炎型中毒症状为恶心、呕吐、阵发性腹疼、绞痛、腹泻等。

（2）神经精神型中毒症状为狂笑、手舞足蹈、精神错乱、血压上升、心跳加快等。

（3）脏器损害型中毒症状为恶心、呕吐、腹泻、肝脾肿大、心律不齐、昏迷等。

（4）溶血型中毒症状为恶心、呕吐、脐周腹痛、休克昏迷、呼吸衰竭、短期死亡等。

（5）日光性皮炎型中毒症状为面部肌肉震颤、手指脚趾疼痛、上肤有皮疹、指甲根部出血、嘴唇肿胀外翻形似猪嘴等。

毒蕈中毒的预防措施有以下几种：

（1）停止食用并销毁毒蘑菇，加工盛放毒蘑食品的容器或饮具也应洗

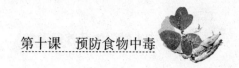

刷干净。

（2）毒蘑菇中毒的原因主要是误食，一旦发生中毒应及时通过新闻媒体进行广泛宣传教育，以免中毒再次发生。

（3）对不认识和未食用过的蕈类，不要采取和食用，防止误食发生。

3. 生四季豆食物中毒

四季豆即豆角或芸豆，因地区不同又称为菜豆、芸豆、梅豆角、芸扁豆、弯子、滚子等，是一种常见蔬菜。常因烹调不当食用后发生中毒。

四季豆（豆角）煮熟后，食之无毒。但生豆角，尤其是霜打后的豆角中含较多的皂素和一种植物血球凝集素，是一种蛋白质或多肽，有的豆荚（外面的皮）还含有溶血素，这两种物质加热可被除掉，高温才能被破坏。当烹调豆角时未熟透，如水焯后做凉拌菜、炒食，未能彻底破坏其所含有毒成分，特别容易中毒。而炖食（煮熟烧透）者很少发生中毒。

生四季豆中毒的潜伏期为半小时至 15 小时。中毒时会出现恶心、呕吐、腹痛、腹泻、头疼头晕，严重者胸闷心慌、出冷汗等。

预防生四季豆中毒可采取以下措施：

（1）不食用未煮熟的四季豆。

（2）改变烹调方法，尽量食用炖豆角。

（3）如果凉拌，应用水充分煮熟。

4. 发芽马铃薯中毒

马铃薯（土豆）储存不当会发生表皮变青、发紫或发芽，其皮肉及芽、胚芽中都含有毒素——龙葵素。发芽马铃薯中的龙葵素是其毒性成分，食入后可引起中毒。当马铃薯发芽或部分变绿时，其中的龙葵素大量增加，烹调时如未能去除或破坏掉龙葵素，食用后就会发生中毒。尤其是

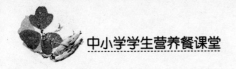

春末夏初季节多发。龙葵素对黏膜有刺激作用，且能使运动和呼吸系统麻痹，并能引起脑水肿、充血，对红细胞有溶血作用。

食用发芽马铃薯10分钟至数小时就会出现症状，如咽喉瘙痒及口腔、上腹部灼烧感或疼痛，随后恶心、腹泻、头痛、头晕、血压下降、脱水、昏迷，重者可心脏衰竭、呼吸中枢麻痹死亡。

预防发芽马铃薯中毒可采取以下几种措施：

（1）马铃薯应储藏在低温、无直射阳光照射的场所以防马铃薯生芽。

（2）吃生芽较少的马铃薯时，应挖去芽和芽眼，并将芽眼周围削掉一部分。

（3）这种马铃薯不宜炒丝或切片吃，应煮熟吃，烹调时应加入食醋，以破坏龙葵素，使之无毒。

5. 生豆浆中毒

生大豆中含有一种胰蛋白酶抑制剂，进入机体后会抑制体内胰蛋白酶的正常活性，并对胃肠道有刺激作用。所以喝了生的或未煮开的豆浆后，容易引起中毒。

食用生豆浆后数分钟至1小时，就会出现恶心、呕吐、肚痛、腹胀和腹泻等胃肠炎症状。

预防的措施就是将豆浆煮开后再食用。

6. 鲜黄花菜（金针菜）中毒

鲜黄花菜（金针菜）中含有秋水仙碱，摄入人体后可被氧化为二秋水仙碱，能强烈刺激胃肠和呼吸系统，发生腹泻等中毒症状。

预防措施就是烹前用水浸泡或用沸水焯烫后再烹制，晒干后用也可避免中毒。

六、亚硝酸盐食物中毒及其预防

亚硝酸盐食物中毒是指食用了含硝酸盐及亚硝酸盐的蔬菜或误食亚硝酸盐后引起的一种高铁血红蛋白血症，也称肠源性青紫病。

亚硝酸盐的来源：新鲜蔬菜贮存过久，腐烂蔬菜及放置过久的煮熟蔬菜；刚腌不久的蔬菜，苦井水；腌肉制品加入过量的硝酸盐；误将亚硝酸盐当作食盐等。

中毒表现为头痛、头晕、无力、气短、胸闷、呕吐、恶心，严重者心率减慢、心律不齐、呼吸衰竭而死亡。

亚硝酸盐食物中毒可采取如下几种预防措施：

（1）保持蔬菜新鲜，禁食腐烂变质蔬菜。腌菜时盐应稍多些，至少待腌制 20 天以上再食用。

（2）胃肠道功能不好时，不要在短时间吃大量蔬菜。

（3）不要用苦井水煮饭或做菜。

（4）妥善保管好亚硝酸盐，防止误食。

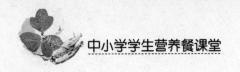

第十一课　普及中小学生营养知识，
　　　　托起明天的太阳

真诚希望家长管住孩子的嘴，带动孩子的腿，引导孩子踏上健康之路，让孩子远离慢性疾病之苦，分享全家人幸福之果。在你家庭的航船上，你应该一直是船长。你可以倾听任何船员的心声，但航行的路线最终必须由你决定，你是全家的精神领袖，因为你是家长。

一、中小学生要养成良好的饮食习惯

1. 一日三餐定时定量，既要保证营养所需，还要考虑到发热量。

2. 饮食一定要注意卫生，不使用无消毒的公用餐具，不随便在饮食摊点上就餐。

3. 不喝酒，不暴食暴饮，不吃冷食。

4. 不吃零食，特别是路边小吃，不吃变质过期食品。

5. 早上要吃好，但不要吃得太饱，否则会引起大脑缺血，上午上课犯困。

6. 不要养成睡前还吃东西的不良习惯，否则难以消化，易引起胃病。

7. 多吃谷类，供给身体充足的维生素。

8. 少喝含糖饮料，尤其是碳酸饮料。

9. 参加体育活动，加强锻炼。

10. 青春期学业繁重，应注意学习紧张期间，如考试时的营养补充。

二、趣味选择题（请在每题后面的备选答案中，选择一个最正确的，填入题前的括号内）

（　　）1. 儿童和青少年与其他人的热能消耗不同，儿童和青少年对营养消耗的特殊性是什么？

　　A. 基础代谢　　　　　　　B. 食物特殊动力作用

　　C. 学习和劳动　　　　　　D. 生长发育

（　　）2. 为了纠正儿童挑食、偏食习惯，家长应采取何种措施是对的？

　　A. 给以训斥，强迫进食　　B. 买零食补充

　　C. 教育引导并以身作则　　D. 改进烹饪、烹调方法

（　　）3. 饭后饮用哪种饮料可以促进铁的吸收？

　　A. 含钙丰富的含奶饮料

　　B. 含维生素 C 丰富的鲜果汁类饮料

　　C. 可乐、雪碧类饮料

　　D. 茶或白开水都可以

（　　）4. 蛋白质的功能是什么？

　　A. 构成、修补身体组织

　　B. 维持血液的正常功能和酸碱平衡

　　C. 提高人体抗病能力

D. 以上都是

（　）5. 从儿童和青少年时期开始注意营养可以预防哪些中老年疾病？

A. 高血压、冠心病　　　　　　B. 高脂血症、糖尿病等

C. 肠癌、乳房癌等　　　　　　D. 以上都是

（　）6. 维生素C和胡萝卜素在哪种食物中含量最多？

A. 根茎类食物　　　　　　　　B. 豆类、瓜果食物

C. 深色蔬菜尤其是叶部　　　　D. 以上都是

（　）7. 下列哪组食物含维生素C最丰富？

A. 鲜枣和圆椒　　　　　　　　B. 菠菜和西红柿

C. 韭菜和油菜　　　　　　　　D. 苹果和西瓜

（　）8. 哪种营养素含热量最高？

A. 蛋白质　　　　　　　　　　B. 碳水化合物

C. 脂肪　　　　　　　　　　　D. 维生素

（　）9. 缺铁性贫血的治疗除补铁剂外，还应补充哪种维生素？

A. 维生素B族　　　　　　　　B. 维生素C

C. 尼克酸　　　　　　　　　　D. 叶酸

（　）10. 在什么年龄时期最易患缺铁性贫血？

A. 婴幼儿时期　　　　　　　　B. 儿童时期

C. 青春发育时期　　　　　　　D. 中老年时期

（　）11. 下列哪项不是烹调油的作用？

A. 促进维生素A的吸收　　　　B. 促进维生素C的吸收

C. 增加菜肴的色香味　　　　　D. 补充必需的脂肪酸

（　）12. 哪种做饭方法损失营养最少？

A. 煮捞米饭　　　　　　　　　B. 煮焖锅饭

C. 煮饭加碱　　　　　　　　　D. 硬饭改烧粥

（　）13. 学生中常见营养不良症表现的症状是什么？

A. 发育矮小　　　　　　　　　B. "豆芽菜"体型

C. "胖墩儿"体型　　　　　　　D. 以上都是

（　）14. 下列哪组维生素具有抗癌作用？

A. 维生素 A、B、C 等　　　　B. 维生素 A、C、D 等

C. 维生素 A、C、E 等　　　　D. 维生素 A、B、E 等

（　）15. 下列哪组矿物质与儿童和青少年的生长发育关系最大？

A. 钙、硒、氟、铁等　　　　　B. 钙、铁、磷、铜等

C. 铁、锌、氟、铬等　　　　　D. 钙、铁、锌、碘等

（　）16. 下列哪句话讲得不妥当？

A. 维生素是生命的要素　　　　B. 蛋白质是生命的载体

C. 热量是生命的能源　　　　　D. 水是生命的摇篮

（　）17. 儿童经常多晒晒太阳可预防什么？

A. 维生素 A 缺乏　　　　　　B. 维生素 D 缺乏

C. 维生素 E 缺乏　　　　　　D. 维生素 K 缺乏

（　）18. 体内缺钙对健康有哪些影响？

A. 影响孕妇胎儿发育

B. 影响儿童和青少年骨骼及牙齿发育

C. 容易引起中老年的骨质疏松症

D. 以上都是

（　）19. 含蛋白质丰富的食物是哪些？

A. 瘦肉、鱼类   B. 牛奶、蛋类

B. 大豆及制品   D. 以上都是

（ ） 20. 下列哪组食物含钙最丰富？

     A. 牛奶、虾皮、大豆制品类   B. 鱼、肉、蛋等

     C. 动物肝脏、深褐色菌菇类   D. 深色蔬菜及瓜果

（ ） 21. 下列哪组食物含铁最丰富？

     A. 牛奶、虾皮、大豆制品类   B. 鱼、肉、蛋类

     C. 动物肝脏、深褐色菌菇类   D. 深色蔬菜及瓜果

（ ） 22. 下列哪些零食适量吃点儿是有益健康的？

     A. 蜜饯、糖果类   B. 饼干、巧克力类

     C. 核桃、硬果、瓜子类   D. 其他一些膨化小吃食品

（ ） 23. 你认为一日三餐到底哪餐最重要？

     A. 早餐最重要，应吃好   B. 中餐最重要，应吃饱

     B. 晚餐最重要，应吃好   D. 三餐都重要，不可偏废

（ ） 24. 你认为哪些营养素对健康发育最重要？

     A. 蛋白质和脂肪   B. 碳水化合物和维生素

     C. 矿物质及纤维素   D. 各种营养都重要，不可偏废

（ ） 25. 新鲜的嫩大豆和豌豆，其蛋白质含量怎样？

     A. 不如成熟的高   B. 与成熟的一样高

     C. 比成熟的高   D. 以上都有可能

（ ） 26. 下列哪项不是导致青少年肥胖症的因素？

     A. 吃甜食过多   B. 吃肥肉过多

     C. 吃瘦肉过多   D. 吃蔬菜、水果过多

（　）27. 水的生理功能是什么？

A. 溶解食物　　　　　　B. 调节体温

C. 作为催化剂　　　　　D. 以上都是

（　）28. 下列食物中含碘最高的是哪种？

A. 海带　　B. 紫菜　　C. 芝麻酱　　D. 牛奶

（　）29. 婴幼儿所需的必需氨基酸，除了成人所需的 8 种外，还需要

什么？

A. 酪氨酸　　　　　　　B. 组氨酸

C. 精氨酸　　　　　　　D. 丝氨酸

（　）30. 学生经常少吃或不吃早餐，常可导致什么现象？

A. 胃痛　　　　　　　　B. 精神疲乏

C. 甚至于发生低血糖休克　D. 以上都是

（　）31. 下列食物中含锌最高的是哪种？

A. 虾皮　　B. 海带　　C. 海蛎　　D. 猪肝

（　）32. 氟的主要作用是什么？

A. 促进伤口愈合　　　　B. 促进生长发育

C. 预防龋齿的发生　　　D. 防止骨质疏松

（　）33. 微量元素锌缺乏时，可出现什么现象？

A. 缺铁性贫血　　　　　B. 易引起口腔炎

C. 甲状腺肿大　　　　　D. 食欲不振，生长发育迟缓

（　）34. 学生在考试期间哪样的膳食组合较为合理？

A. 优质蛋白和高脂肪的膳食

B. 优质蛋白和维生素丰富的膳食

C. 优质蛋白和微量元素丰富的膳食

D. 优质蛋白和丰富碳水化合物的膳食

（　）35. 下列哪种膳食营养较为合理？

A. 合理选择保健滋补品以调整食欲

B. 根据自己饮食习惯调整膳食结构

C. 选择市场高档食品以提高营养质量

D. 多种荤素、粗细食物合理搭配并适量地吃

（　）36. 我国人民膳食中热能主要来源于哪里？

A. 谷类及薯类　　　　　　　B. 鱼、肉、禽、蛋类

C. 豆类及制品　　　　　　　D. 蔬菜、瓜果类

（　）37. 经常少吃晚餐对学生将会有什么影响？

A. 影响晚上复习效果　　　　B. 影响晚上睡眠质量

C. 容易引起胃溃疡　　　　　D. 影响生长发育

（　）38. 大细胞性贫血与缺乏哪些维生素有关？

A. 维生素 B_1、B_2　　　　　　B. 维生素 B_6、B_{12}

C. 维生素 B_{12}、叶酸　　　　　D. 叶酸、尼克酸

（　）39. 各种食物被消化后的营养物质主要在哪里吸收？

A. 胃壁黏膜处　　　　　　　B. 小肠的绒毛膜处

C. 大肠的绒毛膜处　　　　　C. 肝脏

（　）40. 我国对青少年膳食指南的补充条款是什么？

A. 多吃谷类，供给充足的能量

B. 保证鱼、肉、蛋、奶、豆类和蔬菜的摄入

C. 参加体力活动，避免盲目节食

D. 以上都是

（供学生与家长学习营养知识、培养祖国明天的太阳使用）

选择题答案

1. D　2. C　3. B　4. D　5. D　6. C　7. A　8. C　9. B　10. C

11. B　12. B　13. D　14. C　15. D　16. C　17. B　18. D　19. D　20. A

21. C　22. C　23. D　24. D　25. A　26. D　27. D　28. A　29. B　30. D

31. C　32. C　33. D　34. B　35. D　36. A　37. D　38. C　39. B　40. D

三、少吃垃圾食品，远离多种疾病

世界卫生组织（WHO）于2005年公布了油炸食品、腌制食品、加工肉食品等全球十大垃圾食品。这十大垃圾食品，由于对人们的健康将会产生如下危害，因此尽可能地少吃甚至不吃。

1. 油炸类食品

主要危害是：（1）油炸淀粉导致心血管疾病；（2）含致癌物质；（3）破坏维生素，使蛋白质变性。

2. 腌制类食品

主要危害是：（1）导致高血压；（2）使肾负担过重；（3）导致鼻咽癌；（4）影响黏膜系统（对肠胃有害）；（5）易得溃疡和发炎。

3. 加工类肉食品（肉干、肉松、香肠等）

主要危害是：（1）含三大致癌物质之一：亚硝酸盐（防腐和显色作用）；（2）含大量防腐剂，加重肝脏负担。

4. 饼干类食品（不含低温烘烤和全麦饼干）

主要危害是：（1）食用香精和色素过多，对肝脏功能造成负担；（2）

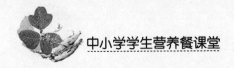

严重破坏维生素；（3）热量过多，营养成分低。

5. 汽水、可乐类

主要危害是：（1）含磷酸、碳酸，会带走人体内大量的钙；（2）含糖量过高，喝后有饱胀感，影响正餐。

6. 方便类食品（主要指方便面和膨化食品）

主要危害是：（1）盐分过高，含防腐剂、香精，损害肝脏；（2）只有热量，没有营养。

7. 罐头类食品（包括鱼肉类和水果类）

主要危害是：（1）破坏维生素，使蛋白质变性；（2）热量过多，营养成分低。

8. 话梅蜜饯类食品（果脯）

主要危害是：（1）含三大致癌物质之一：亚硝酸盐；（2）盐分过高，含腐剂、香精，损害肝脏。

9. 冷冻甜品类食品（冰淇淋、冰棒和各种雪糕）

主要危害是：（1）含奶油，极易引起肥胖；（2）含糖量过高，影响正餐。

10. 烧烤类食品

主要危害是：（1）含大量"3，4苯并芘"（三大致癌物质之首）；（2）1只烤鸡腿=60支烟的毒性；（3）导致蛋白质炭化变性，加重肾脏、肝脏负担。

四、学生营养膳食行为核心提示

1. 了解和认识食物

学龄儿童应积极学习营养健康知识，了解和认识食物及食物对健康的影响，学会选择食物、烹调和合理膳食的生活技能，提高营养健康素养，养成健康的饮食行为。家长应学会并将营养健康知识融入到学龄儿童的日常生活中。学校应开设符合学龄儿童特点的营养与健康教育相关课程，营造校园营养环境。

2. 一日三餐，吃好早餐

学龄儿童的一日三餐时间应相对固定，两餐间隔4~6小时，做到定时定量，早餐提供的能量应占全天总能量的25%~30%，午餐占30%~40%、晚餐占30%~35%为宜，进餐时细嚼慢咽。不吃早餐，或进食速度过快，会影响认知能力，增加发生超重肥胖的风险。我们应该每天吃早餐，并保证早餐的营养充足。

3. 经常运动，防控超重与肥胖

学龄儿童要尽可能减少久坐少动和视屏时间，保证充足的睡眠，开展多样化的身体活动，保证每天至少活动60分钟，以有氧运动为主，每次最好10分钟以上。每周至少进行3次高强度的身体活动（如长跑、游泳、打篮球等），3次抗阻力运动和骨质增强型运动（如伏地挺身及引体向上等）。增加户外活动时间，可以有效减缓近视的发生发展。

让学龄儿童了解久坐不动和长时间看视屏带来的危害，提醒他们每坐1小时，都要进行身体活动。不在卧室摆放电视、电脑，减少使用手机、电脑和看电视等视屏时间。视屏时间每天不超过2小时，越少越好。

4. 食物多样，谷类为主，荤素搭配

学龄儿童就餐时要摄入充足的谷类，搭配足量的新鲜蔬菜、适量的鱼禽肉蛋。

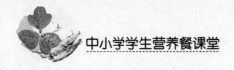

可采用多种烹调加工方法将谷物制作成不同口味、风味的主食，如烙饼、饺子、包子、面包、米粥、疙瘩汤等；增加薯类摄入，如将马铃薯和红薯融入主食，制作成菜肴或红薯干等零食；多吃蔬菜和水果，做到餐餐有蔬菜、天天有水果；注意鱼禽肉蛋等食物不宜过多，做到荤素搭配，达到平衡膳食的目的。

5. 保证奶类摄入，经常吃豆类

学龄儿童要天天喝奶，每天摄入奶或奶制品 300 毫升及以上，可以选择鲜奶、酸奶、奶粉或奶酪。经常吃含维生素 D 丰富的海鱼、蛋黄等食物，适当在阳光下进行户外活动，促进体内形成维生素 D，帮助钙的吸收利用。常用吃大豆及其制品，可用不同的豆类食物如豆腐、豆腐干、豆腐丝等轮换食用。如早餐可安排豆腐脑和豆浆，午餐、晚餐可食用豆腐、豆腐丝，既变换口味又满足营养需求。

6. 每天足量喝水，少喝或不喝含糖饮料

学龄儿童每天应少量多次、足量喝清洁的饮用水，首选白开水。建议 6 岁儿童每天饮水 800 毫升；7～10 岁儿童每天饮水 1000 毫升，11～13 岁儿童每天饮水 1300 毫升，14～17 岁男生每天饮水 1400 毫升，女生每天饮水 1200 毫升。在天气炎热出汗较多时应适量增加饮水量。不喝或少喝含糖饮料。应选择正规厂家生产的产品，不买"三无"产品。选择饮料时要看营养成分表，尽量选择"碳水化合物"或"糖"含量低的饮料。

7. 合理选择零食

学龄儿童要选择干净卫生、营养价值高的食物作为零食，并考虑尽量选择正餐不容易包含的一些食物。如新鲜水果、奶类和坚果等。水果和能生吃的新鲜蔬菜含有丰富的维生素、矿物质和膳食纤维；奶类、大豆及其制品可提供优质的蛋白质和钙；坚果，如花生、瓜子、核桃等富含蛋白质、脂肪、矿物质和维生素 E。谷类和薯类，如全麦面包、麦片、煮红薯等也可做零食。油炸、含盐高或含添加糖高的食品不宜做零食，如糖果、冰激凌、各种含糖饮料、薯片、虾条、干脆面或方便面、油炸食品、太咸或者太甜的食物、街头食品（如烤羊肉串）等，更不能选择"三无"产品。吃零食的量以不影响正餐为宜，两餐之间可以吃少量零食，不能用零食代替正餐。吃饭前、后30分钟内不宜吃零物，不要看电视时吃零食，也不要边玩边吃零食，睡觉前30分钟不吃零食。吃零食后要及时刷牙或漱口。

8. 珍惜食物，不浪费食物

家长和老师要教导儿童了解不同地域的饮食习惯与风俗，传承优秀的饮食文化，注意培养餐桌礼仪，如主动请家中长辈入座、就餐时不大声喧哗、不随意翻动盘中的食物等。餐前，让儿童一起为家人摆放餐具；餐后，让儿童一起收拾餐桌、清洗碗筷等。培养儿童怀着感恩的心享受每一餐饭，"一粥一饭当思来之不易，半丝半缕恒念物力维艰"。教会儿童珍惜食物、保护环境，从"光盘行动"做起，不剩饭菜；在外就餐点菜要适量，不铺张浪费。

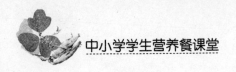

附　录

附录一　中国 7~18 岁学生身高标准体重值

表 1　中国 7~9 岁学生身高标准体重值

身高 （厘米）	7 岁体重（千克）		身高 （厘米）	8 岁体重（千克）		身高 （厘米）	9 岁体重（千克）	
	男	女		男	女		男	女
107	17.9	17.4	111	–	18.5	116	20.8	20.8
108	18.0	17.7	112	19.6	19.5	117	21.6	21.4
109	18.4	18.1	113	19.8	19.6	118	21.9	21.7
110	18.5	18.3	114	20.2	19.9	119	22.3	22.0
111	19.0	18.8	115	20.4	20.3	120	22.6	22.4
112	19.3	19.0	116	20.8	20.5	121	22.9	22.7
113	19.5	19.3	117	21.1	20.9	122	23.4	23.1
114	20.0	19.6	118	21.6	21.2	123	23.9	23.6
115	20.3	20.1	119	22.1	21.7	124	24.3	23.8
116	20.5	20.3	120	22.3	22.0	125	24.6	24.3
117	21.1	20.6	121	22.7	22.4	126	25.1	24.9
118	21.4	21.0	122	23.1	22.7	127	25.4	25.2
119	21.7	21.4	123	23.6	23.1	128	25.9	25.6
120	22.1	21.8	124	23.9	23.6	129	26.4	26.3
121	22.5	22.3	125	24.5	24.0	130	26.8	26.5
122	23.0	22.7	126	24.9	24.4	131	27.4	26.9
123	23.5	23.1	127	25.4	24.8	132	27.9	27.4

身高（厘米）	7 岁体重（千克）		身高（厘米）	8 岁体重（千克）		身高（厘米）	9 岁体重（千克）	
	男	女		男	女		男	女
124	23.8	23.5	128	25.7	25.5	133	28.3	28.0
125	24.2	24.0	129	26.1	25.9	134	29.0	28.4
126	24.8	24.4	130	26.7	26.4	135	29.5	29.1
127	25.1	24.9	131	27.3	27.1	136	30.0	29.8
128	26.3	25.6	132	28.2	27.6	137	30.8	30.3
129	26.7	26.1	133	28.0	28.6	138	31.4	31.4
130	27.3	26.4	134	28.6	29.4	139	32.1	32.2
131	28.9	–	135	29.8	29.6	140	32.7	32.4

表 2　中国 10~12 岁学生身高标准体重值

身高（厘米）	10 岁体重（千克）		身高（厘米）	11 岁体重（千克）		身高（厘米）	12 岁体重（千克）	
	男	女		男	女		男	女
121	23.5	22.9	126	25.7	25.3	131	28.3	28.2
122	24.0	23.6	127	26.2	25.6	132	29.1	28.7
123	24.3	24.0	128	26.4	26.0	133	29.3	29.4
124	24.5	24.2	129	27.1	26.7	134	29.6	30.0
125	24.8	24.5	130	27.4	27.0	135	30.3	30.4
126	25.2	25.1	131	28.1	27.7	136	30.9	30.7
127	25.8	25.5	132	28.3	28.2	137	31.1	31.1
128	26.3	26.0	133	29.0	28.9	138	31.8	32.1
129	26.7	26.3	134	29.4	29.4	139	32.5	33.0
130	27.2	26.8	135	30.0	29.8	140	33.1	33.4
131	27.7	27.3	136	30.3	30.1	141	33.8	33.8
132	28.0	27.6	137	31.0	30.5	142	34.0	34.9
133	28.7	28.2	138	31.6	31.3	143	35.0	35.6
134	29.1	28.7	139	32.1	31.8	144	35.6	36.5
135	29.6	29.3	140	32.7	32.7	145	36.1	37.2

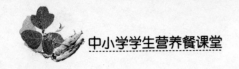

身高 (厘米)	10 岁体重（千克）		身高 (厘米)	11 岁体重（千克）		身高 (厘米)	12 岁体重（千克）	
	男	女		男	女		男	女
136	30.3	30.0	141	33.4	33.6	146	37.0	37.5
137	30.8	30.4	142	33.9	33.9	147	37.5	38.6
138	31.4	31.1	143	34.5	35.0	148	38.5	39.5
139	32.0	31.6	144	35.3	35.6	149	39.1	40.6
140	32.9	32.4	145	36.1	36.5	150	40.1	41.2
141	33.5	32.9	146	36.6	37.1	151	40.6	42.3
142	33.8	33.7	147	37.7	37.9	152	41.9	42.7
143	33.3	34.3	148	38.5	38.4	153	42.2	43.1
144	33.8	35.4	149	39.0	38.9	154	43.1	43.9
145	35.7	36.2	150	39.2	40.0	155	44.3	45.0

表3　中国13~15岁学生身高标准体重值

身高 (厘米)	13 岁体重（千克）		身高 (厘米)	14 岁体重（千克）		身高 (厘米)	15 岁体重（千克）	
	男	女		男	女		男	女
136	31.4	–	141	34.6	–	146	38.6	44.4
137	32.1	33.0	142	35.7	–	147	39.8	45.2
138	32.9	33.9	143	36.1	39.2	148	40.9	45.9
139	33.0	34.1	144	36.8	41.2	149	41.5	46.7
140	33.9	35.8	145	37.0	42.5	150	42.5	47.4
141	34.1	36.3	146	37.9	42.6	151	43.2	47.9
142	34.9	36.6	147	39.1	43.4	152	44.3	48.9
143	35.1	38.0	148	39.7	43.8	153	45.2	49.0
144	35.9	38.4	149	40.6	44.6	154	45.6	49.1
145	36.4	39.6	150	41.0	45.3	155	46.5	50.0
146	37.8	40.6	151	42.0	46.3	156	47.1	50.9
147	38.2	41.0	152	43.0	46.5	157	48.1	51.4
148	38.9	41.9	153	43.6	47.3	158	49.0	52.2

身高（厘米）	13 岁体重（千克）		身高（厘米）	14 岁体重（千克）		身高（厘米）	15 岁体重（千克）	
	男	女		男	女		男	女
149	39.5	42.3	154	44.1	47.8	159	49.7	52.5
150	40.6	43.3	155	45.4	48.4	160	50.5	53.3
151	41.3	44.4	156	45.9	48.7	161	51.2	53.7
152	42.1	44.8	157	47.0	49.8	162	52.2	53.9
153	43.0	45.3	158	47.5	50.3	163	53.1	54.2
154	43.9	46.2	159	48.6	50.9	164	53.7	55.4
155	44.5	47.2	160	49.5	51.6	165	54.5	55.3
156	45.6	47.6	161	49.8	52.0	166	55.2	55.5
157	45.9	47.9	162	50.7	52.8	167	56.2	56.9
158	47.1	48.7	163	51.7	53.8	168	56.6	–
159	47.7	49.5	164	52.6	54.2	169	57.5	–
160	48.4	50.0	165	53.8	54.1	170	58.5	–
161	49.1	49.8	166	54.2	55.4	171	59.5	–
162	50.0	51.0	167	54.8	–	172	60.1	–
163	50.3	52.1	168	55.5	–	173	60.6	–
164	52.0	51.8	169	56.3	–	174	60.8	–
165	52.7	–	170	58.2	–	175	61.6	–

表 4　中国 16~18 岁学生身高标准体重值

身高（厘米）	16 岁体重（千克）		身高（厘米）	17 岁体重（千克）		身高（厘米）	18 岁体重（千克）	
	男	女		男	女		男	女
146	–	47.0	147	–	48.1	148	–	49.2
147	–	47.1	148	–	48.9	149	–	49.4
148	–	47.5	149	–	49.0	150	–	50.1
149	–	48.5	150	–	49.3	151	–	50.8
150	–	48.9	151	–	50.4	152	–	51.1
151	–	49.3	152	–	51.2	153	–	52.2

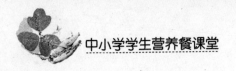

续表

身高（厘米）	16 岁体重（千克）		身高（厘米）	17 岁体重（千克）		身高（厘米）	18 岁体重（千克）	
	男	女		男	女		男	女
152	46.1	50.2	153	–	51.5	154	52.3	52.5
153	47.4	50.6	154	49.4	51.7	155	52.8	53.0
154	48.1	51.1	155	49.6	52.6	156	52.9	53.4
155	48.9	51.4	156	51.4	53.0	157	53.0	54.3
156	49.4	52.7	157	51.8	53.8	158	54.2	54.6
157	50.2	52.9	158	52.5	54.6	159	54.8	55.7
158	50.9	53.5	159	53.1	54.8	160	55.2	56.0
159	51.6	53.8	160	53.5	55.6	161	55.8	56.4
160	52.0	54.2	161	54.4	55.7	162	56.0	56.9
161	52.7	54.7	162	55.2	55.8	163	56.2	57.7
162	53.4	55.2	163	55.6	56.7	164	57.2	57.9
163	54.3	56.2	164	56.3	57.2	165	57.4	58.8
164	55.1	57.1	165	57.0	58.1	166	58.5	60.0
165	55.5	57.5	166	57.5	58.5	167	59.1	59.9
166	56.2	58.8	167	58.4	59.5	168	59.7	60.3
167	57.2	58.3	168	59.2	60.3	169	60.5	–
168	57.9	58.4	169	59.4	60.4	170	61.2	–
169	58.7	–	170	60.8	–	171	62.0	–
170	59.2	–	171	60.9	–	172	62.3	–
171	60.0	–	172	61.6	–	173	63.4	–
172	60.6	–	173	62.9	–	174	64.5	–
173	61.9	–	174	63.0	–	175	64.8	–
174	61.8	–	175	63.6	–	176	65.3	–
175	62.5	–	176	64.4	–	177	65.5	–

附录二 身高标准体重法营养评价参考标准

表5 营养评价参考标准（身高标准体重）

——供青春期前及青春早期用

身高 （厘米）	体重（千克）					
	营养不良<				超重>	肥胖>
	轻	中	重	极重		
107	15.9	14.2	12.4	10.6	19.5	21.2
108	16.1	14.3	12.5	10.7	19.7	21.5
109	16.5	14.6	12.8	11.0	20.1	22.0
110	16.7	14.8	13.0	11.1	20.4	22.2
111	16.9	15.0	13.2	11.3	20.7	22.6
112	17.5	15.5	13.6	11.6	21.3	23.3
113	17.6	15.7	13.7	11.8	21.6	23.5
114	17.9	15.9	13.9	11.9	21.9	23.9
115	18.4	16.3	14.3	12.2	22.4	24.5
116	18.5	16.5	14.4	12.4	22.7	24.7
117	19.0	16.9	14.8	12.7	23.2	25.3
118	19.3	17.1	15.0	12.8	23.5	25.7
119	19.7	17.5	15.3	13.1	24.1	26.3
120	20.2	17.9	15.7	13.4	24.6	26.9
121	20.4	18.2	15.9	13.6	25.0	27.2
122	20.9	18.6	16.2	13.9	25.5	27.8
123	21.2	18.9	16.5	14.2	26.0	28.3
124	21.8	19.4	16.9	14.5	26.7	29.0
125	22.1	19.7	17.2	14.8	27.1	29.5
126	22.5	20.0	17.5	15.0	27.5	30.0
127	22.9	20.3	17.8	15.2	27.9	30.5
128	23.4	20.8	18.2	15.6	28.6	31.2
129	23.9	21.2	18.6	15.9	29.2	31.8

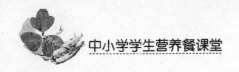

续表

身高 （厘米）	体重（千克）					
	营养不良<				超重>	肥胖>
	轻	中	重	极重		
130	24.3	21.6	18.9	16.2	29.7	32.4
131	24.9	22.2	19.4	16.6	30.5	33.2
132	25.3	22.5	19.7	16.9	30.9	33.7
133	25.7	22.8	20.0	17.1	31.4	34.2
134	26.3	23.4	20.4	17.5	32.1	35.0
135	26.9	23.9	20.9	17.9	32.9	35.9
136	27.3	24.2	21.2	18.2	33.3	36.4
137	28.0	24.9	21.8	18.7	34.2	37.3
138	28.7	25.5	22.3	19.1	35.1	38.3
139	29.3	26.0	22.8	19.5	35.8	39.0
140	29.7	26.4	23.1	19.8	36.3	39.6
141	30.2	26.9	23.5	20.2	37.0	40.3
142	31.0	27.5	24.1	20.6	37.8	41.3
143	31.6	28.1	24.6	21.1	38.6	42.1
144	32.0	28.5	24.9	21.4	39.2	42.7
145	32.8	29.1	25.5	21.8	40.0	43.7
146	33.2	29.5	25.8	22.1	40.6	44.3
147	34.2	30.4	26.6	22.8	41.8	45.6
148	34.9	31.0	27.2	23.3	42.7	46.6
149	35.6	31.7	27.7	23.8	43.6	47.5
150	36.4	32.3	28.3	24.2	44.4	48.5
151	37.3	33.1	29.0	24.8	45.5	49.7
152	38.1	33.8	29.6	25.4	46.5	50.8
153	38.7	34.4	30.1	25.8	47.3	51.6
154	39.4	35.0	30.7	26.3	48.2	52.6
155	40.3	35.8	31.4	26.9	49.3	53.8

身高	体重（千克）					
（厘米）	营养不良<				超重>	肥胖>
	轻	中	重	极重		
156	41.0	36.5	31.9	27.4	50.2	54.7
157	41.4	36.8	32.2	27.6	50.6	55.2
158	42.0	37.4	32.7	28.0	51.4	56.0
159	42.9	38.2	33.4	28.6	52.5	57.2
160	43.8	39.0	34.1	29.2	53.6	58.4
161	44.6	39.6	34.7	29.7	54.5	59.4
162	45.4	40.3	35.3	30.2	55.4	60.5
163	45.9	40.8	35.7	30.6	56.1	61.2
164	47.1	41.8	36.6	31.4	57.5	62.8
165	47.7	42.4	37.1	31.8	58.3	63.6
166	48.2	42.8	37.5	32.1	58.9	64.2
167	49.3	43.8	38.4	32.9	60.3	65.8
168	49.9	44.3	38.8	33.2	60.9	66.5
169	50.7	45.0	39.4	33.8	61.9	67.6
170	52.4	46.6	40.7	34.9	64.0	69.8
171	52.7	46.9	41.0	35.2	64.5	70.3
172	53.5	47.5	41.6	35.6	65.3	71.3

注：1. 年龄：7~14岁（男），7~12岁（女）。

2. 参考发育年龄。

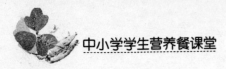
表6 营养评价参考标准（身高标准体重）

——供青春期中期使用

身高 （厘米）	体重（千克）					
	营养不良<				超重>	肥胖>
	轻	中	重	极重		
137	29.7	26.4	23.1	19.8	36.3	39.6
138	30.5	27.1	23.7	20.3	37.3	39.7
139	30.7	27.3	23.9	20.5	37.5	40.9
140	32.2	28.6	25.1	21.5	39.4	43.0
141	32.7	29.0	25.4	21.8	39.9	43.6
142	32.9	29.3	25.6	22.0	40.3	43.9
143	34.5	30.4	26.6	22.8	41.8	45.6
144	34.6	30.7	26.9	23.0	42.2	46.1
145	35.6	31.7	27.7	23.8	43.6	47.5
146	35.6	31.7	27.7	23.8	43.6	47.5
147	36.4	32.3	28.5	24.2	44.4	48.5
148	37.3	33.1	29.0	24.8	45.5	50.0
149	37.7	33.5	29.3	25.1	46.1	50.3
150	38.4	24.2	30.0	25.6	47.0	51.2
151	39.4	35.0	30.7	26.3	48.2	52.6
152	40.1	35.7	31.2	26.8	49.1	53.5
153	40.8	36.2	31.7	27.2	49.8	54.4
154	41.3	36.7	32.1	27.5	50.5	55.1
155	42.2	37.5	32.8	28.1	51.6	56.3
156	42.7	37.9	33.2	28.4	52.1	56.9
157	43.2	38.4	33.8	28.8	52.8	57.6
158	44.0	39.1	34.2	29.3	53.8	58.7
159	44.8	39.7	34.7	29.8	54.6	59.5

男15岁，女13岁

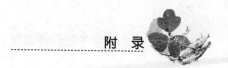

续表

男 15 岁，女 13 岁						
身高 （厘米）	体重（千克）					
	营养不良<				超重>	肥胖>
	轻	中	重	极重		
160	45.3	40.2	35.2	30.2	55.3	60.4
161	45.5	40.4	35.4	30.3	55.6	60.6
162	46.4	41.3	33.8	31.0	56.8	61.9
163	47.3	42.1	36.8	31.6	57.9	63.1
164	47.5	42.2	37.0	31.7	58.1	63.4
165	49.1	46.6	38.2	32.7	60.0	65.4
166	49.7	44.2	58.6	33.1	60.7	66.2
167	50.6	45.0	39.3	33.7	61.8	67.4
168	50.9	45.3	39.6	34.0	62.3	67.9
169	51.8	46.0	40.3	34.5	63.3	69.0
170	52.7	46.8	41.0	35.1	64.4	70.2
171	53.6	47.6	41.7	35.7	65.5	71.4
172	54.1	48.1	42.1	36.1	66.1	72.1
173	54.5	43.4	42.4	36.3	66.6	72.6
174	54.7	48.6	42.6	36.5	66.9	73.0
175	55.4	49.3	43.1	37.0	67.8	73.9
176	56.6	50.3	44.0	37.7	69.2	75.5

男 16 岁，女 14 岁						
身高 （厘米）	体重（千克）					
	营养不良<				超重>	肥胖>
	轻	中	重	极重		
143	35.3	31.4	27.4	23.5	43.1	47.0
144	37.1	33.0	28.8	24.7	45.3	49.4
145	38.3	34.0	29.8	25.5	46.8	51.0

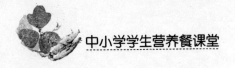

续表

身高	体重（千克）					
	\multicolumn{4}{c}{男16岁，女14岁}				

身高 （厘米）	体重（千克）				超重>	肥胖>
	营养不良<					
	轻	中	重	极重		
146	38.3	34.1	29.8	25.6	48.9	51.1
147	39.1	34.7	30.4	26.0	47.7	52.1
148	39.2	34.9	30.5	26.2	48.0	52.3
149	40.1	35.7	31.2	26.8	49.1	53.5
150	40.8	36.2	31.7	27.2	49.8	54.4
151	41.6	37.0	32.3	27.7	50.8	55.4
152	41.7	37.0	32.4	27.8	50.5	55.6
153	42.7	37.9	33.2	28.4	52.1	56.9
154	43.2	38.4	33.6	28.8	52.8	57.6
155	43.8	39.0	34.1	29.2	53.6	58.4
156	44.2	39.3	34.4	29.5	54.0	58.9
157	45.0	40.0	35.0	30.0	55.0	60.0
158	45.5	40.5	35.4	30.4	55.7	60.7
159	46.0	41.0	35.9	30.8	56.4	61.6
160	46.6	41.4	36.3	31.1	57.0	62.2
161	47.2	41.9	36.7	31.4	57.6	62.9
162	48.1	42.7	37.4	32.0	58.7	64.1
163	48.9	43.4	38.0	32.6	59.7	65.2
164	49.6	44.1	38.6	33.1	60.6	66.1
165	50.0	44.4	38.9	33.3	61.1	66.6
166	50.6	45.0	39.3	33.7	61.8	67.4
167	51.5	45.8	40.0	34.3	62.9	68.4
168	52.1	46.3	40.5	34.7	63.7	69.5
169	52.8	47.0	41.1	35.2	64.6	70.4

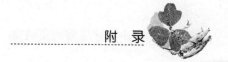

身高 （厘米）	体重（千克）					
	营养不良<				超重>	肥胖>
	轻	中	重	极重		
170	53.3	47.4	41.4	35.5	65.1	71.0
171	54.0	48.0	42.0	36.0	66.0	72.0
172	54.1	48.1	42.1	36.1	66.1	72.1
173	55.7	49.5	43.3	37.1	68.0	74.3
174	55.6	49.4	43.3	37.1	68.0	74.2
175	56.3	50.0	43.8	37.5	68.8	75.0
176	57.1	50.7	44.4	38.0	69.7	76.1
177	58.1	51.7	45.2	38.8	71.1	77.5
178	58.8	52.2	45.7	39.2	71.8	78.4
179						
180						

男 16 岁，女 14 岁 （表头：身高（厘米））

男 17 岁，女 15 岁

身高 （厘米）	体重（千克）					
	营养不良<				超重>	肥胖>
	轻	中	重	极重		
143	39.3	35.0	30.6	26.2	48.1	52.4
144	39.8	35.4	30.9	26.5	48.6	53.0
145	39.8	35.4	30.9	26.5	48.6	53.0
146	40.0	35.5	31.1	26.6	48.8	53.3
147	40.7	36.2	31.6	27.1	49.7	54.2
148	41.3	36.7	32.1	27.5	50.5	55.1
149	42.0	37.4	32.7	28.0	51.4	56.0
150	42.7	37.9	33.2	28.4	52.1	56.9
151	43.1	38.2	33.5	28.7	52.7	57.5

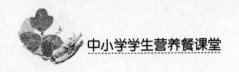

续表

男 17 岁，女 15 岁						
身高 （厘米）	体重（千克）					
	营养不良<				超重>	肥胖>
	轻	中	重	极重		
152	44.0	39.1	34.2	29.3	53.8	58.7
153	44.1	39.2	34.3	29.4	53.9	58.8
154	44.4	39.4	34.5	29.6	54.2	59.2
155	44.8	39.8	34.9	30.0	54.8	59.8
156	46.1	41.0	35.8	30.7	56.3	61.4
157	46.3	41.1	36.0	30.8	56.5	61.7
158	47.2	41.9	36.7	31.4	57.6	62.9
159	47.5	42.2	37.0	31.7	58.1	63.4
160	48.1	42.7	37.4	32.0	58.7	64.1
161	48.7	43.3	37.9	32.5	59.5	64.9
162	48.9	43.4	38.0	32.6	59.7	65.2
163	49.4	43.9	38.4	32.9	60.4	65.9
164	50.3	44.7	39.1	33.5	61.5	67.1
165	50.6	45.0	39.3	33.7	61.8	67.6
166	50.8	45.1	39.5	33.8	62.0	67.7
167	51.9	46.2	40.4	34.6	63.5	69.2
168	53.3	47.4	41.4	35.5	65.1	71.0
169	53.5	47.5	41.6	35.6	65.3	71.3
170	54.7	48.6	42.6	36.5	66.9	73.0
171	54.8	48.7	42.6	36.5	67.0	73.1
172	55.4	49.3	43.1	37.0	67.8	73.9
173	56.6	50.3	44.0	37.7	69.2	75.5
174	56.7	50.4	44.1	37.8	69.3	75.6
175	57.2	50.9	44.5	38.2	70.0	76.3

男 17 岁，女 15 岁					
身高 （厘米）	体重（千克）				
	营养不良<				超重>	肥胖>
	轻	中	重	极重		
176	58.0	51.5	45.1	38.6	70.8	72.3
177	58.5	52.0	45.5	39.0	71.5	78.0

表 7 营养评价参考标准（身高标准体重）

——供青春期晚期使用

身高 （厘米）	体重（千克）					
	营养不良<				超重>	肥胖>
	轻	中	重	极重		
145	42.1	37.4	32.8	28.1	51.5	56.2
146	42.3	37.6	32.9	28.2	51.7	56.4
147	42.9	38.2	33.4	28.6	52.5	57.2
148	43.7	38.8	34.0	29.1	53.4	58.2
149	44.0	39.1	34.2	29.3	53.8	58.7
150	44.7	39.8	34.8	29.8	54.7	59.6
151	45.1	40.1	35.1	30.1	55.1	60.1
152	45.6	40.1	35.5	30.4	55.8	60.8
153	46.2	41.0	35.9	30.8	56.4	61.6
154	46.5	41.4	36.2	31.0	56.9	62.0
155	47.1	41.8	36.6	31.4	57.5	62.8
156	47.5	42.2	37.0	31.7	58.1	63.4
157	48.2	42.8	37.5	32.1	58.9	64.2

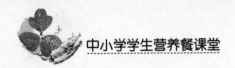

续表

身高	体重（千克）					
（厘米）	营养不良<				超重>	肥胖>
	轻	中	重	极重		
158	48.8	43.4	37.9	32.5	59.6	65.0
159	49.0	43.5	38.1	32.6	59.8	65.3
160	49.5	44.0	38.5	33.0	60.5	66.0
161	50.0	44.4	38.9	33.3	61.6	66.6
162	50.8	45.1	39.5	33.8	62.0	67.7
163	51.1	45.4	39.8	34.1	62.5	68.2
164	51.8	46.0	40.3	34.5	63.3	69.0
165	52.1	46.3	40.5	34.7	63.7	69.5
166	53.0	47.1	41.2	35.3	64.8	70.7
167	53.4	47.4	41.5	35.6	65.2	71.2
168	54.0	48.0	42.0	36.0	66.0	72.0
169	54.5	48.5	42.4	36.4	66.7	72.7
170	55.3	49.1	43.0	36.8	67.5	73.7
171	55.8	49.6	43.4	37.2	68.2	74.4
172	56.3	50.1	43.8	37.6	68.9	75.1
173	57.2	50.8	44.5	38.1	69.9	76.2
174	58.3	51.8	45.4	39.2	71.3	77.8
175	58.8	52.2	45.7	39.2	71.8	78.4
176	59.4	52.8	46.2	39.6	72.6	79.2
177	60.1	53.4	46.8	40.1	73.5	80.2
178	60.4	53.7	47.0	40.3	73.8	80.5
179	62.5	55.5	48.6	41.6	76.3	83.3

注：1. 年龄：18~22岁（男），16~22岁（女）。

2. 参考发育年龄。

136

附录三　中国居民平衡膳食宝塔

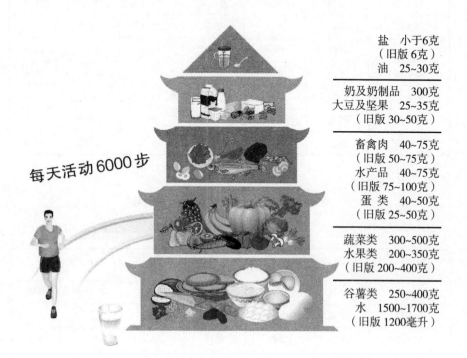

盐　小于6克
（旧版6克）
油　25~30克

奶及奶制品　300克
大豆及坚果　25~35克
（旧版30~50克）

畜禽肉　40~75克
（旧版50~75克）
水产品　40~75克
（旧版75~100克）
蛋　类　40~50克
（旧版25~50克）

蔬菜类　300~500克
水果类　200~350克
（旧版200~400克）

谷薯类　250~400克
水　1500~1700克
（旧版1200毫升）

每天活动6000步

附录四　常见富含脂肪酸、胆固醇和益智类食物排序

表9　不同脂肪酸含量前10位的常见食物

（克/100克食部）

排序	饱和脂肪酸		单不饱和脂肪酸		多不饱和脂肪酸	
第1位	奶油	62.1	山核桃	44.8	核桃	42.8
第2位	黄油	52	榛子仁	37.6	葵花子	39.4
第3位	牛肉干	38.1	杏仁	36.0	西瓜子	33.9

137

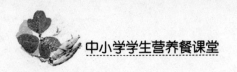

续表

排序	饱和脂肪酸		单不饱和脂肪酸		多不饱和脂肪酸	
第 4 位	猪肉	20.7	开心果	33.8	松子	31.7
第 5 位	薯片	20.2	腰果	28.1	榛子	25.7
第 6 位	奶酪	19.6	松子仁	26.8	黑芝麻	20.8
第 7 位	羊肉	18.5	花生	25.1	南瓜子	19.8
第 8 位	腊肠	18.4	芝麻酱	24.1	花生	16.3
第 9 位	鸭皮	14.9	葵花子	18.8	丁香鱼	15.3
第 10 位	香肠	14.8	南瓜子	16.5	鸡蛋黄	13.3

表 10　胆固醇含量前 10 位的常见食物

（毫克/100 克食部）

排序	肉类及制品		禽蛋类及制品		水产类及制品	
第 1 位	猪脑	2571	鸡蛋黄	2850	鲳鱼子	1070
第 2 位	羊脑	2004	鸭蛋（咸）	1576	鱿鱼干	873
第 3 位	养肝	349	鸡蛋	585	虾米	525
第 4 位	猪肝	288	鹌鹑蛋	515	贻贝（干）	493
第 5 位	牛肉松	169	鸡肝	356	蛏干	469
第 6 位	猪舌	158	炸鸡腿	198	虾皮	428
第 7 位	肥羊肉	148	鸡腿	162	丁香鱼（干）	379
第 8 位	猪小排	146	鸡翅	113	干贝（干）	348
第 9 位	肥牛肉	133	鸭	112	墨鱼（干）	316
第 10 位	羊肉串	109	鸡	106	鱼片干	307

表 11　常见有益核于大脑发育前 10 位的健康食物

排序	坚果类	水果类	鱼蛋类	其他
第 1 位	核桃	香蕉	海姆鱼	银耳
第 2 位	杏仁	猕猴桃	金枪鱼	猴头菇
第 3 位	碧根果	桑葚	沙丁鱼	香菇
第 4 位	松子	桂圆	鱼卵	西红柿
第 5 位	葵花子	荔枝	鳝鱼	菠菜
第 6 位	南瓜子	刺梨	花鲫鱼	芦笋
第 7 位	腰果	苹果	海鲑鱼	洋葱
第 8 位	开心果	红枣	带鱼	大豆
第 9 位	黑芝麻	无花果	蛋类	豌豆
第 10 位	花生	葡萄	牛奶	糙米

附录五　各种营养素含量前十位的食物

表 12　富含蛋白质前 10 位的常见食物

（克/100 克食部）

排序	谷类及薯类		动物性食物		豆类及制品		果蔬菌藻类	
第 1 位	小麦胚粉	36.4	干金鲨鱼翅	84.1	干豆腐丝	57.7	螺旋藻（干）	64.7
第 2 位	水面筋	23.5	骆驼掌	72.8	腐竹	54.2	白口蘑	38.7
第 3 位	麸皮	15.8	干墨鱼	65.3	豆腐皮	51.6	干香丁蘑	36.0
第 4 位	小麦标准粉	15.7	鱿鱼干	60.0	枝竹	44.4	南瓜子仁	33.2
第 5 位	燕麦	15.0	干贝	55.6	荆豆	43.6	西瓜子仁	32.4
第 6 位	鸡蛋龙须面	14.0	鲍鱼干	54.1	豆粕	42.5	发菜	26.7
第 7 位	莜麦面	13.7	海参干	50.2	大豆蛋白	36.6	鸡腿菇	26.7
第 8 位	大黄米	13.6	干贻贝（淡菜）	7.8	黑大豆	36.0	干裙带菜	25.0

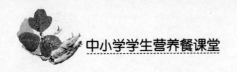
续表

排序	谷类及薯类		动物性食物		豆类及制品		果蔬菌藻类	
第9位	薏米	12.8	蛏干 (蛏青子)	46.5	大豆 (黄豆)	35.0	干桑葚	21.0
第10位	香大米	12.7	鱼片子	46.1	青豆	34.5	苔菜干	19.0

表 13　富含碳水化合物前 10 位的常见食物

（克/100 克食部）

排序	谷类及薯类		动物性食物		豆类及制品		果蔬菌藻类	
第1位	大米淀粉	89.3	牛肉松	67.7	豆腐花	84.3	橘饼	92.9
第2位	小麦淀粉	86.0	鸡肉松	65.8	豆奶粉	76.4	蜜枣	84.4
第3位	芡实淀粉	85.8	猪肉松	49.7	绿豆面	65.8	葡萄干	83.4
第4位	蚕豆淀粉	85.3	猪肉脯	46.6	花豆（紫）	65.8	杏干	83.2
第5位	桂花藕粉	85.3	肉酥	35.5	豌豆	65.8	无核 蜜枣	81.9
第6位	豌豆淀粉	85.0	午餐肉	34.7	眉豆 (饭豇豆)	65.6	洋葱	81.9
第7位	玉米淀粉	85.0	牛肉干	33.6	豇豆	65.6	干大枣	81.1
第8位	甘薯淀粉	84.4	鸡蛋白粉	33.5	蚕豆（烤）	63.8	脱水 蕨菜	79.7
第9位	粉条	84.2	鱼片干	22.0	豌豆（花）	63.6	南瓜粉	79.6
第10位	粉丝	83.7	淡菜干	20.1	赤小豆	63.4	干百合	9.5

表 14 富含脂肪前 10 位的常见食物

（克/100 克食部）

排序	谷类及薯类		动物性食物		豆类及制品		果蔬菌藻类	
第 1 位	油面筋	25.1	猪肉（肥）	88.6	炸素虾	44.4	松子仁	70.6
第 2 位	油饼	22.9	猪肉（猪脖）	60.5	豆腐干	35.2	山核桃	64.5
第 3 位	油条	17.6	肋条肉	59.0	腐竹	27.2	松子	62.6
第 4 位	虾蓉面条	15.1	鸭豉片	56.1	枝竹	24.7	核桃	58.8
第 5 位	小麦胚粉	10.1	鸡蛋黄粉	55.1	豆腐皮	23.0	杏仁	58.4
第 6 位	莜麦面	8.6	鲭鱼（炸）	53.4	豆腐干丝	22.8	榛子	57.3
第 7 位	燕麦片	6.7	全聚德烤鸭	50.8	炸蚕豆	20.0	香榧	57.0
第 8 位	强化玉米面	4.9	酱汁肉	50.4	黄豆粉	18.3	葵花子仁	53.4
第 9 位	白玉米面	4.5	鸭皮	50.2	油豆腐	17.6	花生米	48.0
第 10 位	高粱米	3.1	猪头皮	44.6	黑豆	15.9	黑芝麻	46.1

表 15 富含微量营养素钙前 10 位的常见食物

（毫克/100 克食部）

排序	谷类及薯类		动物性食物		豆类及制品		果蔬菌藻类	
第 1 位	麸皮	206	石螺	2458	小香干	1019	香菜（脱水）	1723
第 2 位	燕麦	186	红烧乳鸽	1614	卤豆腐干	731	裙带菜	947
第 3 位	马铃薯粉	171	田螺	1030	臭豆腐干	720	脱水白菜	908
第 4 位	荞麦	154	虾皮	991	素大肠	445	脱水蕨菜	851

续表

排序	谷类及薯类		动物性食物		豆类及制品		果蔬菌藻类	
第5位	青稞	113	乳鸽	866	芸豆	349	炒榛子	815
第6位	干薯片	112	午餐鱼	725	脑豆	327	黑芝麻	780
第7位	糜子（带皮）	99	虾脑酱	667	素鸡	319	苜蓿（草头）	713
第8位	木薯	88	凤尾鱼	665	千张（百叶）	313	桑葚（干）	622
第9位	小麦胚粉	85	虾米	555	豆腐干	308	芝麻（白）	620
第10位	荞麦面	71	白米虾	403	黑大豆	224	腌雪菜	294

表16　富含微量营养素铁前10位的常见食物

（毫克/100克食部）

排序	谷类及薯类		动物性食物		豆类及制品		果蔬菌藻类	
第1位	青稞	40.7	蛏干	88.8	小香干	23.3	苔菜（干）	283.7
第2位	桂花藕粉	20.8	鸭肝	50.1	扁豆	19.2	普中红蘑干	235.1
第3位	藕粉	17.9	牛肉松	46.0	腐竹	16.5	珍珠白蘑干	189.8
第4位	糜子米	14.3	火腿	41.2	木豆（豆蓉）	12.5	干口蘑	156.5
第5位	莜麦面	13.6	鸭肝	35.1	豆腐皮	11.7	香杏丁蘑干	113.2

排序	谷类及薯类		动物性食物		豆类及制品		果蔬菌藻类	
第6位	马铃薯粉	10.7	蛏子	33.6	枝竹	10.8	黑木耳	97.4
第7位	荞麦	10.1	鸭血	31.8	大豆蛋白	9.8	螺旋藻（干）	88.0
第8位	甘薯粉	10.0	河蚌	26.6	豆腐丝	9.1	松蘑	86.0
第9位	麸皮	9.9	猪肝	22.6	青大豆	8.4	发菜（干）	85.2
第10位	干切面	9.6	牛肉干	15.6	大豆	8.2	紫菜干	54.9

表 17　富含微量营养素锌前 10 位的常见食物

（毫克/100 克食部）

排序	谷类及薯类		动物性食物		豆类及制品		果蔬菌藻类	
第1位	小麦胚粉	23.40	生蚝	71.20	蚕豆（带皮）	4.76	脱水蕨菜	18.11
第2位	马铃薯粉	12.50	蛏干	13.63	腐竹	4.71	山核桃	12.59
第3位	麸皮	5.98	五香牛肉	13.60	眉豆（饭豆）	4.70	羊肚菌	12.11
第4位	早糯谷	4.92	马肉	12.26	黄豆	4.61	口蘑（白蘑）	9.04
第5位	大麦	4.36	扇贝（鲜）	11.69	黑大豆	4.18	松子	9.02
第6位	黑米	3.80	泥蚶（血蚶）	11.59	豆腐皮	4.08	干香菇	8.57
第7位	荞麦	3.62	赤贝	11.58	素大肠	4.03	茶树菇	8.38
第8位	红籼稻谷	3.29	猪肝胆	11.25	黄豆粉	3.89	干辣椒	8.21
第9位	大黄米	3.05	鱿鱼（干）	11.24	豆腐皮	3.81	栗子	8.00
第10位	荞麦	2.90	沙鸡	10.60	腐竹	3.69	蘑菇干	6.29

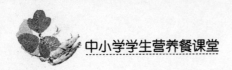

表 18 富含微量营养素硒前 10 位的常见食物

(微克/100 克食部)

排序	谷类及薯类		动物性食物		豆类及制品		果蔬菌藻类	
第 1 位	魔芋精粉	350.15	鲑鱼子酱	203.1	花豆（紫）	74.1	牛肝菌（干）	758.8
第 2 位	小麦胚粉	65.2	猪肾	157.2	扁豆	32.0	松蘑（干）	102.6
第 3 位	空锅饼	24.2	鱿鱼（干）	156.1	小香干	23.6	干普中红薯	91.7
第 4 位	油面筋	22.8	海参（干）	150.0	花豆（红）	19.1	干珍珠白蘑	78.5
第 5 位	富强面粉	17.3	蛏干	121.2	芸豆（带皮）	14.0	葵花子	56.7
第 6 位	精制龙须面	14.3	贻贝（淡菜）	120.5	绿豆面	10.6	乳牛肝菌	42.5
第 7 位	烧饼	12.2	梭子蟹	91.0	芸豆（虎皮）	9.8	蘑菇（干）	39.2
第 8 位	带皮糜子	12.0	金枪鱼	90.0	豌豆（花）	9.7	桑葚（干）	34.0
第 9 位	面条	11.7	秋蛤蜊	87.1	熏豆腐干	8.9	腰果	34.0
第 10 位	馒头	8.5	牡蛎	86.6	脑豆	7.3	杏仁（大）	27.2

表 19 富含维生素 A（或胡萝卜素）前 10 位的常见食物

（微克/100 克食部）

排序	谷类及薯类		动物性食物		豆类及制品		果蔬菌藻类	
第 1 位	南瓜	148	羊肝	20972	青大豆	132	苦荬苣（苦菜）	9055
第 2 位	红心甘薯	125	牛肝	20220	花豆（红）	72	螺旋藻（干）	6468
第 3 位	鸡蛋龙须面	42	鸡肝	10414	黄豆粉	63	脱水胡萝卜	2875
第 4 位	红皮甘薯	37	猪肝	6502	蚕豆（去皮）	50	脱水甜椒	2818
第 5 位	玉米（黄）	17	鹅肝	6100	花豆（紫）	47	鸡眼草	2100
第 6 位	小米	17	鸭肝	4675	豆腐皮	47	豆瓣菜	1592
第 7 位	魔芋	15	猪肝	4200	豌豆	42	蒲公英叶	1225
第 8 位	马铃薯	5	鸡肝	2867	荆豆	42	西兰花	1202
第 9 位	荞麦	3	鸭蛋黄	1980	豌豆（花）	40	野苋菜	1192
第 10 位	莜麦面	3	鸡心	910	大豆（黄豆）	37	冬苋菜	1158

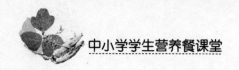

表 20　富含维生素 E 前 10 位的常见食物

（微克/100 克食部）

排序	谷类及薯类		动物性食物		豆类及制品		果蔬菌藻类	
第 1 位	小麦胚粉	23.20	鹅蛋黄	95.70	炸素虾	50.80	香榧	114.20
第 2 位	玉米（干）	8.23	鲮鱼	31.30	豆腐皮	46.55	葵花子仁	79.10
第 3 位	莜麦面	7.96	羊肝	29.90	豆肝尖	37.58	山核桃	65.60
第 4 位	油面筋	7.18	丁香鱼	23.35	黄豆粉	33.69	黑芝麻	50.40
第 5 位	豆粉玉米面	7.13	红螺	20.70	豆腐干	29.63	干巴菌	45.10
第 6 位	玉米面	6.89	牛肉松	18.20	腐竹	28.43	核桃	43.20
第 7 位	荞麦面	5.31	秋蛤蜊	17.90	素鸡丝卷	27.72	白芝麻	38.40
第 8 位	薏米面	4.89	午餐鱼	17.40	豆腐卷	27.63	榛子	36.40
第 9 位	大黄米	4.61	凤尾鱼	15.70	枝竹	26.78	杏仁	35.50
第 10 位	小黄米	3.63	咖啡牛肉干	15.30	千张（百叶）	23.40	松子仁	32.80

表 21　富含维生素 B_1（硫胺素）前 10 位的常见食物

（毫克/100 克食部）

排序	谷类及薯类		动物性食物		豆类及制品		果蔬菌藻类	
第 1 位	小麦胚粉	3.50	甲鱼蛋	1.05	豌豆（花）	0.68	葵花子	0.94
第 2 位	黑大麦	0.54	腊肉（培根）	0.90	木豆（豆蓉）	0.66	乳牛肝菌	0.86
第 3 位	标准小麦粉	0.46	猪大排	0.80	马牙大豆	0.59	花生仁	0.72
第 4 位	糜子（带皮）	0.45	咸肉	0.77	豌豆	0.49	黑芝麻	0.66

排序	谷类及薯类		动物性食物		豆类及制品		果蔬菌藻类	
第5位	大麦	0.43	大腊肠	0.67	绿豆面	0.45	榛子	0.62
第6位	小麦	0.40	叉烧肉	0.66	大豆	0.41	干辣椒	0.48
第7位	莜麦面	0.39	蛋清肠	0.65	青大豆	0.41	黄蘑	0.48
第8位	肚里黄	0.37	圆腿	0.61	鹰嘴豆	0.41	豌豆	0.43
第9位	标准粉面条	0.35	猪肉（瘦）	0.54	芸豆（虎皮）	0.37	白芝麻	0.36
第10位	高粱米	0.29	猪肉（腿）	0.53	脑豆	0.35	桑葚干	0.35

表 22　富含维生素 B_2（核黄素）前 10 位的常见食物

（毫克/100 克食部）

排序	谷类及薯类		动物性食物		豆类及制品		果蔬菌藻类	
第1位	小麦胚粉	0.79	黄鳝丝	2.08	扁豆	0.45	黄蘑	10.75
第2位	麸皮	0.30	猪肝	2.02	黑大豆	0.33	大红菇（干）	6.90
第3位	马铃薯粉	0.25	羊肾	2.01	芸豆	0.28	血红菇（干）	4.30
第4位	苦荞麦粉	0.21	养肝	1.75	脑豆	0.28	香杏丁蘑（干）	3.11
第5位	五香谷	0.19	甲鱼蛋	1.58	豇豆	0.28	羊肚菌	2.25
第6位	糜子	0.18	牛肝	1.30	荆豆	0.25	黄伞菇（干）	1.93
第7位	荞麦	0.16	火鸡肝	1.21	鹰嘴豆	0.25	香杏口蘑（干）	1.90

排序	谷类及薯类		动物性食物		豆类及制品		果蔬菌藻类	
第8位	薏米	0.15	猪肾	1.18	蚕豆（带皮）	0.23	干巴菌	1.84
第9位	薏米面	0.14	鸡肝	1.10	黄豆粉	0.22	杏仁（大）	1.82
第10位	黑大麦	0.14	鸭肝	1.05	豌豆（花）	0.22	鸡腿菇（干）	1.79

表 23　富含维生素 C（抗坏血酸）前 10 位的常见食物

（毫克/100 克食部）

排序	谷类及薯类		动物性食物		豆类及制品		果蔬菌藻类	
第1位	木薯	35.0	猪肝	20.0	鲜豆角	39.0	鲜枣	243.0
第2位	马铃薯	30.0	鸭肝	18.0	鲜毛豆	27.0	尖辣椒	144.0
第3位	红心甘薯	26.0	牛肺	13.0	鲜豇豆	19.0	苜蓿	118.0
第4位	红皮甘薯	24.0	猪肾	13.0	鲜蚕豆	16.0	芥蓝（甘蓝菜）	76.0
第5位	玉米（鲜）	16.0	牛肝	9.0	荷兰豆	16.0	甜椒（灯笼椒）	72.0
第6位	豆薯（凉薯）	13.0	鸭胰	9.0	鲜刀豆	15.0	豌豆苗	67.0
第7位	老南瓜	8.0	牛心	5.0	鲜豌豆	14.0	猕猴桃	62.0
第8位	芋头	6.0	奶片	5.0	鲜扁豆	13.0	花椰菜（菜花）	61.0
第9位	山药	5.0	猪心	4.0	鲜芸豆	9.0	草莓	47.0
第10位	慈菇	4.0	鸭心	4.0	鲜菜豆	6.0	木瓜	43.0

表 24 富含膳食纤维前 10 位的常见食物

（毫克/100 克食部）

排序	谷类及薯类		蔬菜瓜果类		菌菇海藻类		各类水果	
第 1 位	魔芋粉	74.4	干尖辣椒	50.5	干元蘑（黄蘑）	47.8	红果（干）	49.7
第 2 位	麸皮	31.2	白笋（干）	43.2	干松蘑	43.0	桑葚（干）	29.3
第 3 位	玉米糁（黄）	14.5	黑笋（干）	27.2	乳牛肝菌	40.6	蛇果	16.0
第 4 位	玉米粒（干）	14.4	蕨菜（脱水）	25.5	干裙带菜	35.1	黑芝麻	14.0
第 5 位	荞麦	13.3	葫芦条	18.1	干松蘑	35.0	无花果（干）	13.3
第 6 位	小麦	10.8	姜（干）	17.7	发菜（干）	32.3	榛子	12.9
第 7 位	大麦	9.9	脱水花椰菜	13.2	冬菇（干）	31.6	葵花子	12.1
第 8 位	玉米	8.0	脱水菠菜	12.7	大红菇（干）	31.6	松子	11.6
第 9 位	玉米面	6.4	黄花菜	7.0	香菇（干）	30.5	杏仁	11.0
第 10 位	籼米	5.9	腌大头菜	4.5	血红菇（干）	9.6	酸枣	10.6

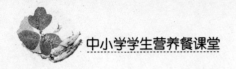

附录六　常见同类食物的互换

表 25　谷类食物互换表（相当于 100 克米、面的谷类食物）

食物名称	重量（克）	食物名称	重量（克）
大米、糯米、小米	100	烧饼	140
富强粉、标准粉	100	烙饼	150
玉米面、玉米糁	100	馒头、花卷	160
挂面	100	窝头	140
面条（切面）	120	鲜玉米（市品）	750～800
面包	120～140	饼干	100

表 26　豆类食物互换表（相当于 40 克大豆的豆类食物）

食物名称	重量（克）	食物名称	重量（克）
大豆（黄豆）	40	豇豆、红小豆	70
腐竹	35	豆腐干、熏干、豆腐泡	80
豆粉	40	素肝尖、素鸡、素火腿	80
青豆、黑豆	40	素什锦	100
膨化豆粕（大豆蛋白）	40	北豆腐	120～160
蚕豆（炸、烤）	50	南豆腐	200～240
五香豆豉、千张	50～60	内酯豆腐（盒装）	280
豆腐丝（油）	60	豆奶、酸豆奶	600～640
豌豆、绿豆、芸豆	65	豆浆	640～800

表 27　乳类食物互换表（相当于 100 克鲜牛奶的乳类食物）

食物名称	重量（克）	食物名称	重量（克）
鲜牛奶	100	酸奶	100
速溶全脂奶粉	13～15	奶酪	12
速溶脱脂奶粉	13～15	奶片	25
蒸发淡奶	50	乳饮料	300
炼乳（罐头、甜）	40		

表 28　肉类食物互换表（相当于 100 克生肉的肉类食物）

食物名称	重量（克）	食物名称	重量（克）	食物名称	重量（克）
瘦猪肉	100	小泥肠	180	鸡肉	100
猪肉松	50	猪排骨	160～170	鸡翅	160
叉烧肉	80	瘦牛肉	100	白条鸡	150
香肠	85	酱牛肉	65	鸭肉	100
大腊肠	160	牛肉干	45	酱鸭	100
蛋青肠	160	瘦羊肉	100	盐水鸭	110
大肉肠	170	酱羊肉	80		
小红肠	170	兔肉	100		

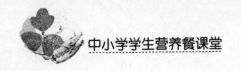

后　记

　　整理并出版《中小学学生营养餐课堂》，是我十多年来的心愿。如今，全国正广泛开展"健康师生　健康中国"的主题教育活动，身为83岁的一位老教育工作者，将我的调研的部分成果、部分学习资料、部分讲课资料公布出来，希望能给中小学生的健康成长带去助益；帮助家长和中小学教师正确认识营养与健康的关系，认识做好学生营养餐的重要性；也为中小学生提供营养餐的团膳企业提供指导。

　　本书的编写，力求做到"言之有理，言之有据，言之可信，言之可行"。在成稿过程中，得到了相当多的做学生营养餐很有成就、很有影响力的团膳领袖们的指点，特别是裴玉秀女士、李长平女士、王淑珍女士、董学农先生、董礼松先生、屈新泽先生、胡承康先生、王汝镇先生等等。在此我向他们致以衷心的感谢！

　　祝贺中国营养餐事业蒸蒸日上，托起更多的明天的太阳！

刘兴凯

2018年6月6日

参考文献

1. 胡承康．中国学生营养指南．北京：人民卫生出版社，1999 年．

2. 中小学生营养知识读本．淄博市营养学会

3. 卫生部疾病预防控制局，中国病预防控制中心营养与食品安全所，中国营养学会．中国儿童青少年零食消费指南．北京：科学出版社，2009 年．

4. 葛可佑．中国营养师培训教材．北京：人民卫生出版社，2005 年．

5. 学生营养餐指南．国家卫生计生委 2017 年 8 月 1 日发布，2018 年 2 月 1 日起施行．